病院で死ぬのは もったいない

〈いのち〉を受けとめる新しい町へ

山崎章郎
ケアタウン小平クリニック院長
二ノ坂保喜
にのさかクリニック院長
米沢慧 編

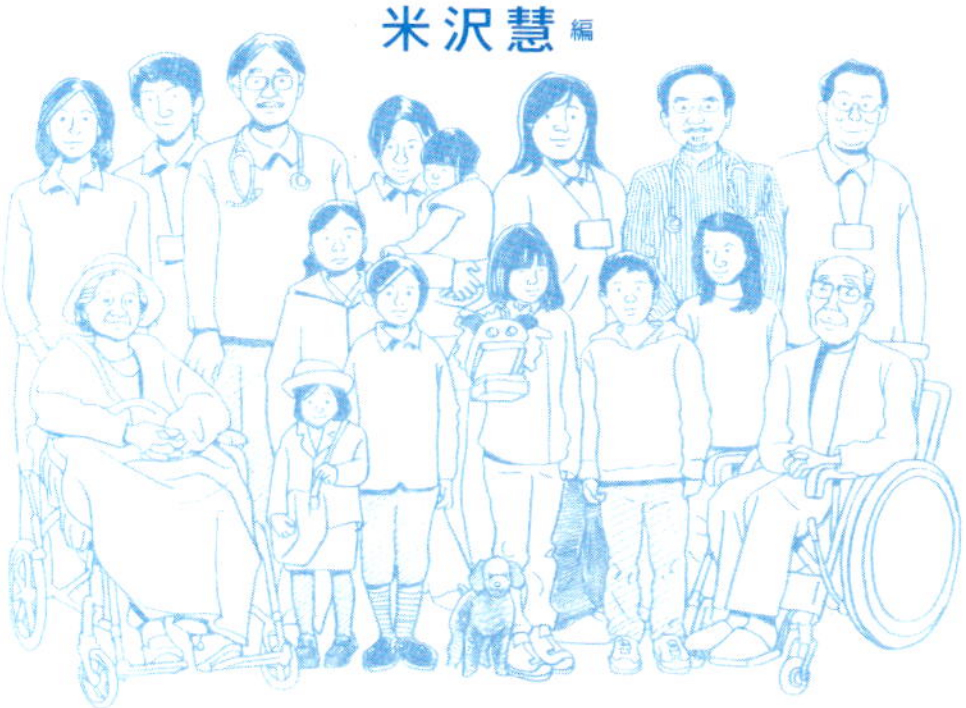

春秋社

目次

Ⅱ　普通の暮らしを支える

在宅医として、二十年考えてきたこと

二ノ坂保喜

はじめに

米沢 慧

私たちはとっくに病院で死ぬということに疑いを抱いていないようにみえる。

わが国では毎年三〇万人以上の人ががんで亡くなっているが、ホスピスケアを受けられる人は六パーセントにすぎない。また家で亡くなる人も六パーセント。がんに限らず八〇パーセント以上の人が医療施設で最期を迎えている（次頁グラフ）。

だが、あるアンケート調査によると「最期をどこで迎えたいか」という問いには、①自宅 五〇・四パーセント ②病院 三三・八パーセント ③老人ホームなど 七・二パーセント。では「実際には、どこで最期を迎えるとおもうか」という問いには、①病院 五一・九パーセント ②わからない 三二・九パーセント ③自宅 九・二パーセントとなっている（週刊朝日MOOK「だから死ぬのは怖くない」二〇一一年一一月）。

この調査からは、人生の最期はできたら自宅で迎えたい。けれど、何処で死ぬかはわからない。

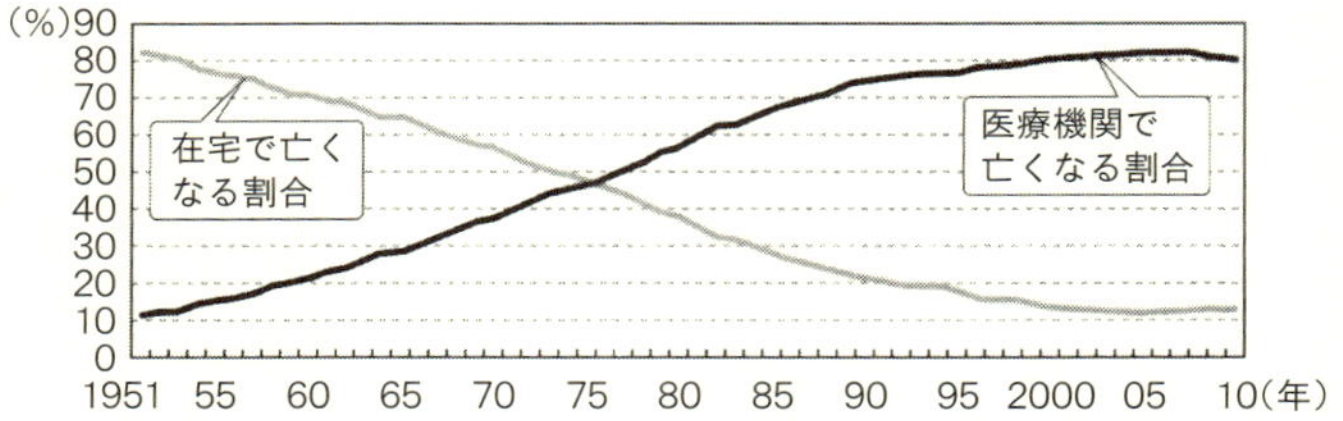

厚生労働省「人口動態統計」から（医療機関は病院と診療所の合計）

でも、たぶん最期は病院＝施設ということになるだろう——この思いが多くの人の胸の内ということになる。

さらに、昨年の三・一一東日本大震災、津浪、原発事故を通して見つめた一瞬の死・大量死と故郷の喪失等を重ねて推し量れば、人はいま死に場所ではなく、寄る辺ない不安に曝されている〈いのち〉の受けとめ手を求めている姿が重なってみえるのである。

こうした情況にあって、〈いのち〉の受けとめ手について、ホスピスケアについて語り合える人は山崎章郎さんと二ノ坂保喜さん以外になかった。

山崎さんはもともと外科医だった。一九八〇年代、一般医療の現場で末期の患者は悲惨だった。その姿は代表作『病院で死ぬということ』（一九九〇年）に描かれている。プライバシーは守られず、家族とゆっくり過ごす空間もない、必要なときに必要な心身のサポートを受けることも適わず、自分がどんな病気でなぜ死んでいかなければいけないかも判らない、自分の死期を感じその死を受けとめようとしているときにも、その思いを打ち消されてしまう場面が指摘され、「病院は死にゆく人の支えにはならない」と断言してホスピス医になった人である。その際の指針はエリザベス・キユーブラー・ロスの『死ぬ瞬間』の一節「生の終わりには、鎮痛剤よりブドウ酒、輸血より家のスープのほうが患者にははるかにうれしい」だったという。

二ノ坂さんもまた外科医だった。山崎さんの『病院で死ぬということ』を読んで「まったく同感」。だから「僕はホスピスをめざす」と言った山崎さんに対して「だから私は在宅ホスピスをめざす」道を選んだ人である。ホスピスはモルヒネの効果的な活用により痛みのコントロールを可能にした施設ホスピスが手本ではない、死にゆく人の癒しとケアを中心とした一九世紀アイルランドのマザー・メアリー・エイケンヘッドの「ホーム（ホスピス）」という考え方をベースに、地域のなかの「看取り」に踏みこんでいった。その際のテキストは岡村昭彦の『ホスピスへの遠い道』。そして、その指針は「患者の権利を守る（人権としてのホスピス）」医師になることだったという。

関連してもうひとつ。日本にホスピスが導入されて三〇年ほどになるが、この間のわが国のホスピス運動は病棟としてのホスピス（緩和ケア病棟）の普及であり、普及対象はがんとエイズの患者だけで、「生命を脅かす疾患」というＷＨＯ（世界保健機関）の緩和ケアの定義からはるかに遠い。要するに「市民とともに死を見つめて生きる」というホスピスの思想はいまだ定着していない。

実は、この間、私は山崎章郎さんと二度の対話本を出してきた。外科医からホスピス医への歩みを伝えた『ホスピス宣言』（二〇〇〇年、春秋社）。そして施設ホスピス（桜町ホスピス）から在宅ホスピス（ケアタウン小平クリニック）へと踏み出した段階で『新ホスピス宣言』（二〇〇六年、雲母書房）を。

そして今回、山崎章郎さんの二〇年に及ぶホスピス経験に、二ノ坂保喜さんが地域に播いた「在宅ホスピス物語」が加わったことで、〈いのち〉を受けとめる町の再生に向かった力強い三度目のホスピス宣言になっている。

本書には、二人の在宅医の実践報告と熱いことばが交差している。事例や挿話を通して共感していただけるだろう。また、口を挟みたくなる箇所も多いにちがいない。ぜひ、会話に割り込んで自らの〈いのち〉への意思を確かめていただきたいとおもう。

病院で死ぬのはもったいない

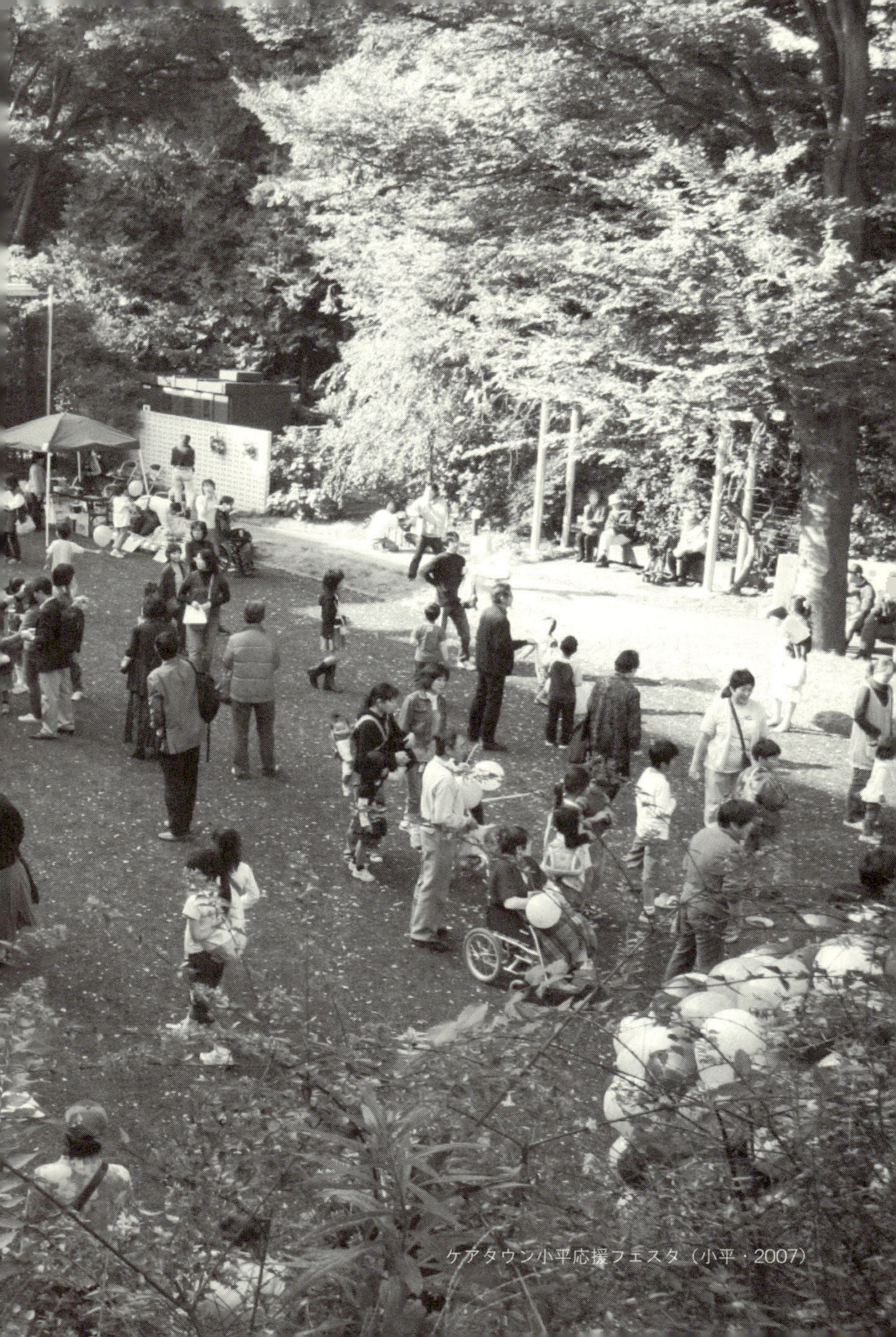

ケアタウン小平応援フェスタ（小平・2007）

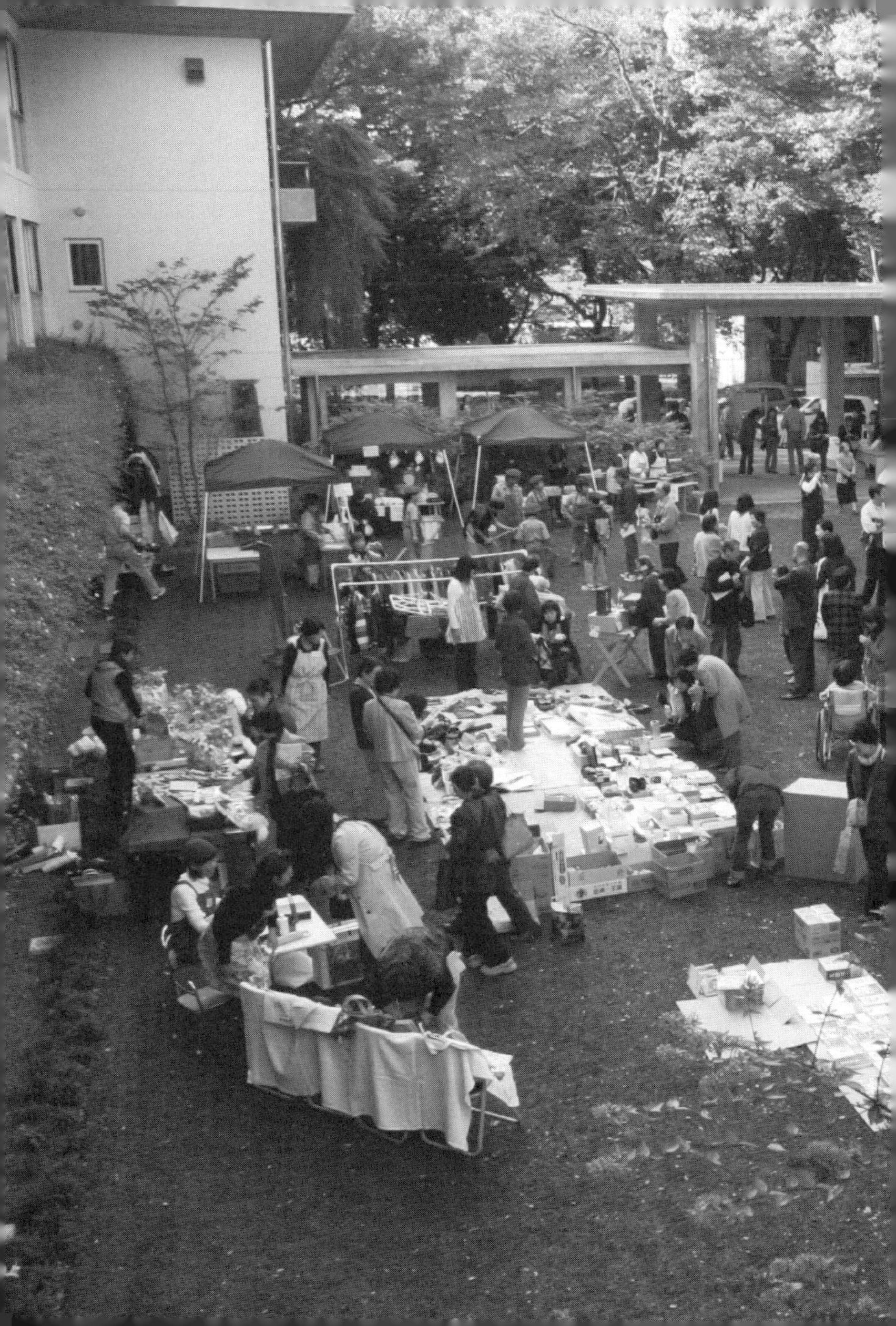

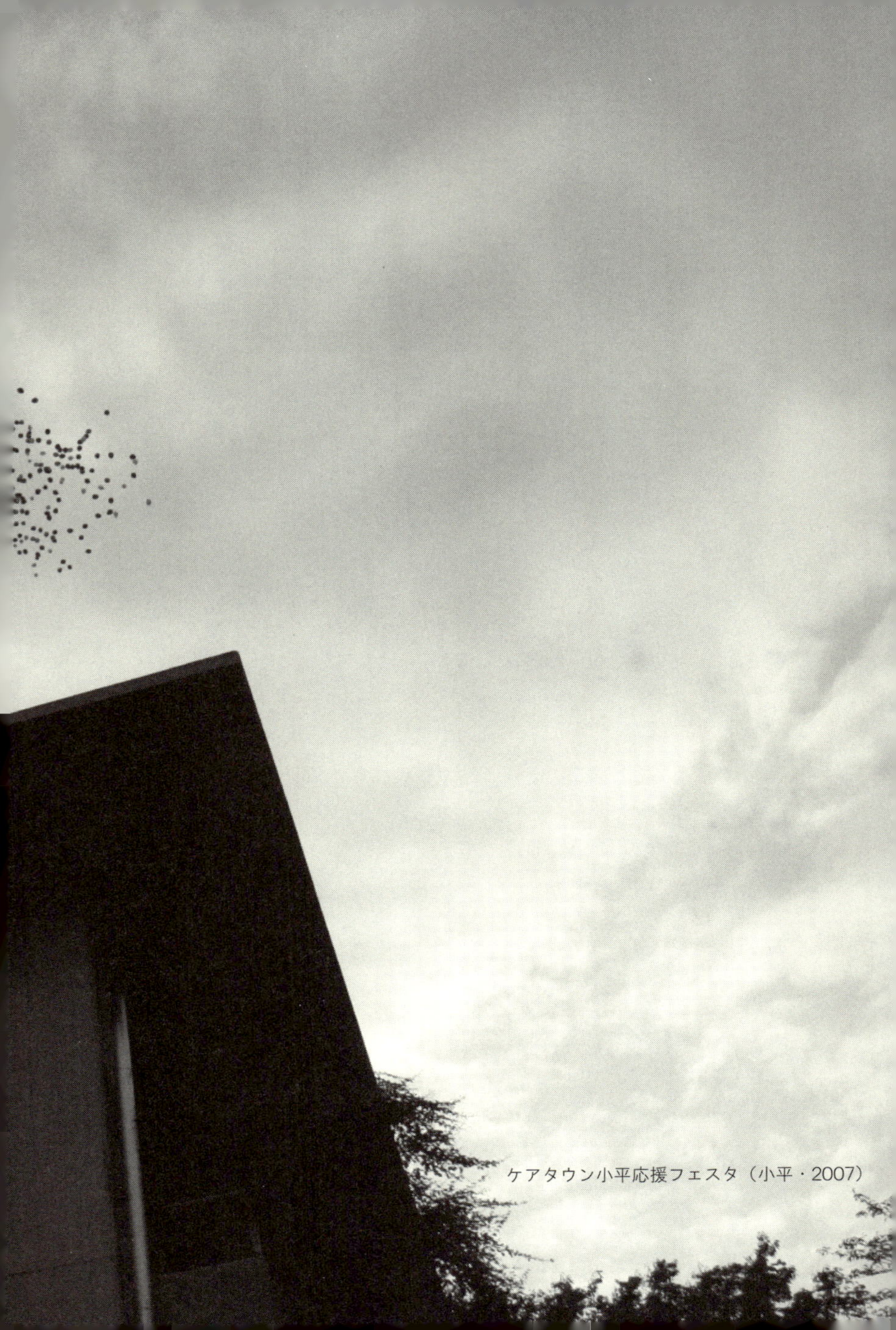

ケアタウン小平応援フェスタ（小平・2007）

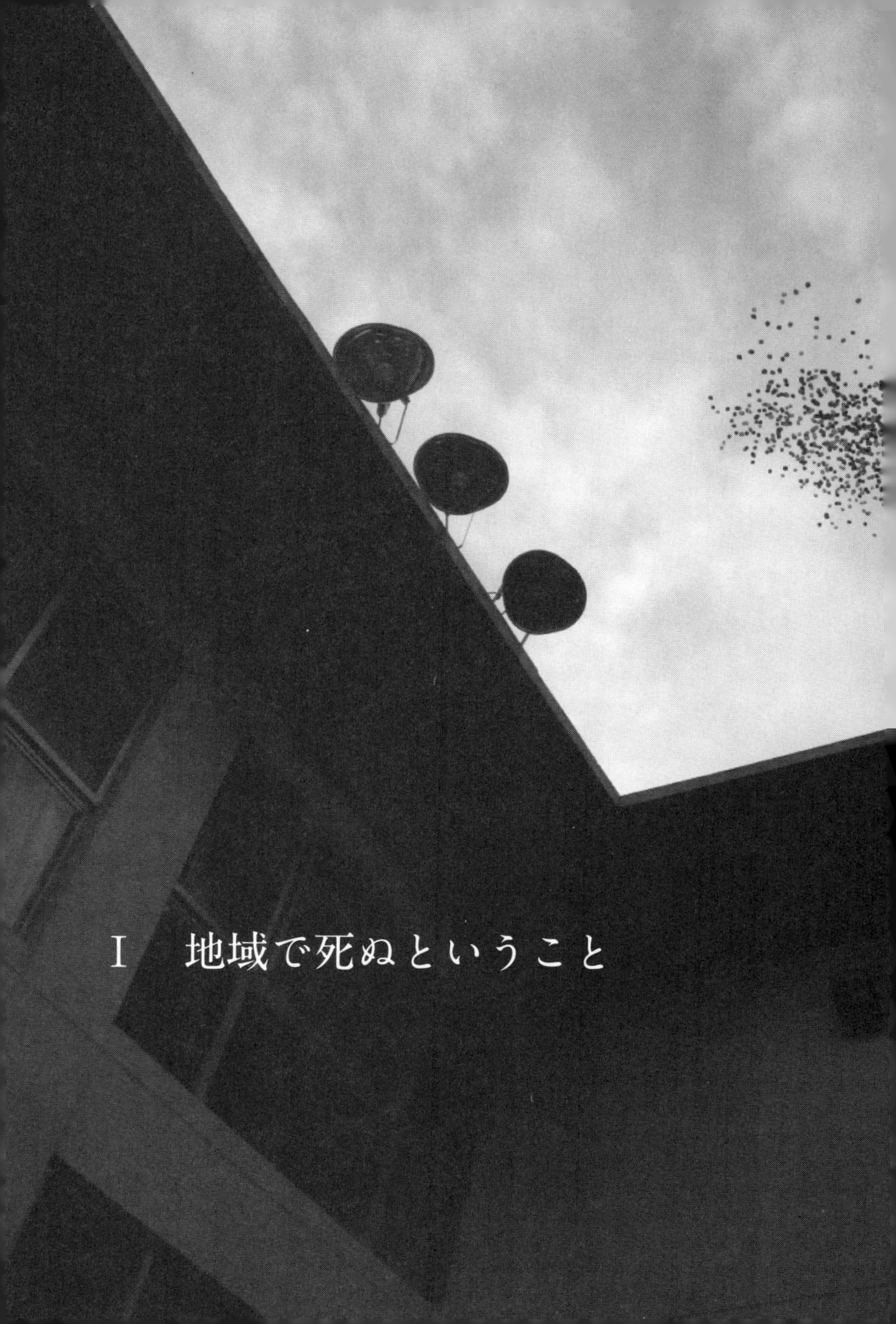

I　地域で死ぬということ

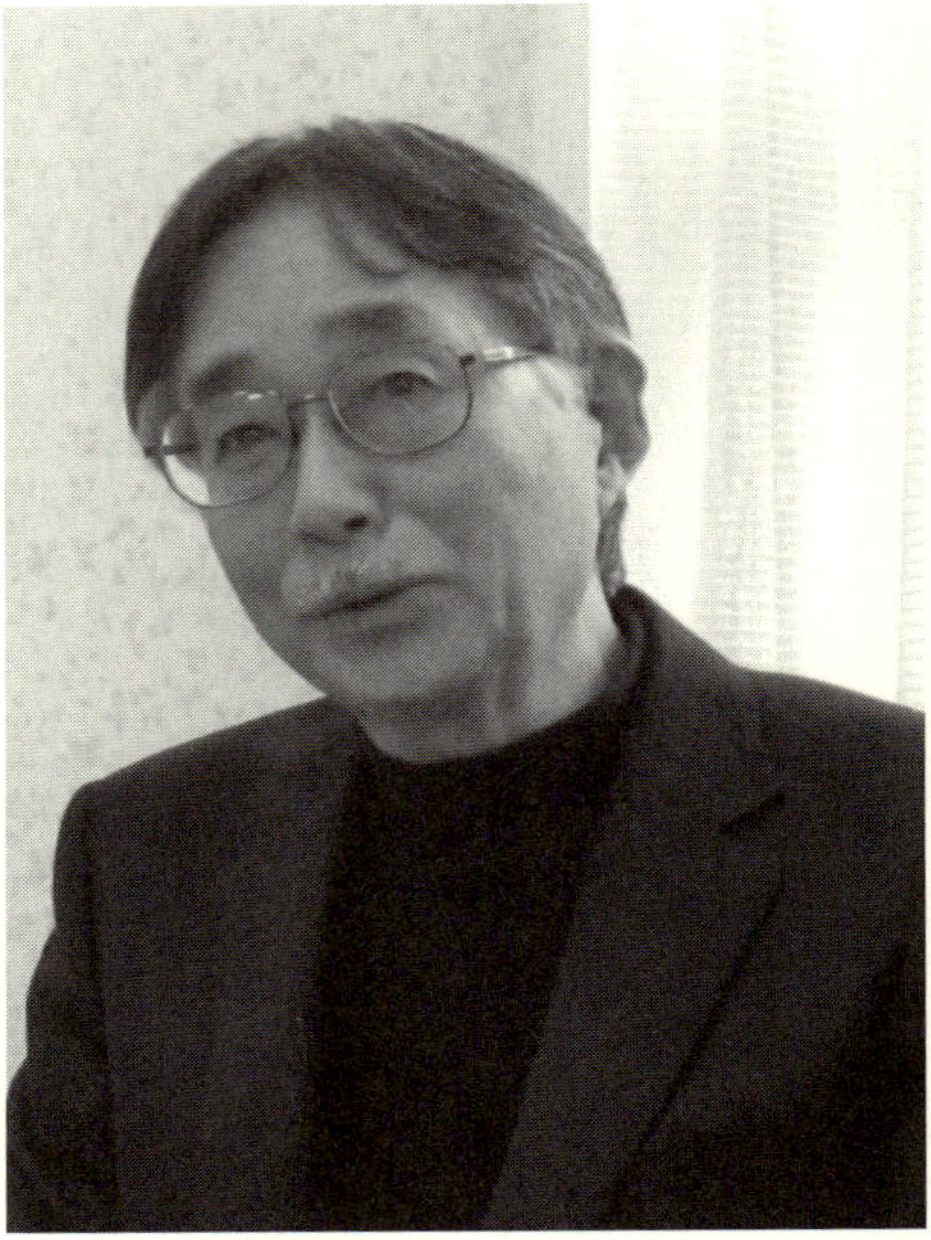

ホスピス医として、二十年考えてきたこと

山崎章郎

私は、もともと一般の病院で外科医として仕事をしていました。そこでたくさんの人が亡くなる場面に出会ってきたのですが、一般の病院というのは人が最期の人生を過ごすと

ころとしては相応しくないと考えるようになりました。そしてホスピスと出会い、これこそが相応しいと思い、その後一四年間、施設ホスピスで仕事をしてきました。

その施設での経験を通して、さらに「ホスピスケア」を施設として提供するだけではなくて、やはりそのケアを地域社会のなかに拡げていきたいと思うようになったんですね。いま施設を離れて、在宅でのホスピスケアに取り組んで七年目になりますが、なぜ在宅がよいと思うようになったのか、そしてその七年の経過と、その経過を通していま感じている問題点などについてお話をしてみたいと思います。

施設ホスピスでは患者さんたちとの関係を軸に、そこにとどまらない地域の人との繋がりですとか、いろんなことを学びました。それがどういうことかをお話ししていきたいわけですが、まず私どもが関わってきた方たちは末期のがんの患者さんですので、末期のがんの患者さんたちを前提にしてお話を致します。

1　施設ホスピスで学んだこと

痛みをやわらげること、嘘をつかないこと

施設ホスピスで私が学んだことのひとつは、当然のことながら、がんの痛みも含めて肉体的な苦痛をできるだけ和《やわ》らげていくこと。これが大切なことだということを学びました。

がんは体中にひろがっていきますと様々な苦痛が出てきます。そして、その苦痛は当然人間らしさを奪っていきます。しかし適切な苦痛緩和がなされ、肉体的な苦痛が軽減しますと時間の限られている患者さんにとって大事なことは、まさにこれからどう生きていくかということになります。そのためには正しい医療情報が必要になります。つまり患者さんに嘘はつかないことが大切になります。施設ホスピスですとだいたい患者さんの平均在院期間は一カ月半ぐらいなんですね。そういうふうな短期間のあいだに悔いのない人生を生きていただくためには嘘をつかないことが大事だということを学びました。

苦痛を和らげ、そして現在どんな状態であり、これからどんなことが待ちかまえているのか、患者さんの求めに応じてお伝えしていきますと、患者さんたちは一時的にはショックを受けます

が、それでも現実を見つめ、精一杯生きようとなさいます。

▼チームで支える

患者さんは、もはやこれから先はいかに病気と闘っていくのかではなく、いかに生きていくかということが中心になりますので、その人生を支えていくためには医師と看護師という職種だけでは支えきれません。様々な職種の支えが必要になります。だんだんと食事をすることが大変になってきますから、少しでもその方の口にあった食事を考えて下さる栄養士さんだったり、生活の支えをしていくためのソーシャルワーカーだったり、様々な人たちがチームを組んでお手伝いしていくこと。これが大切になってきます。

▼ボランティアと支える

そして、我が国の医療保険制度のなかで提供されるホスピスケアは、その制度のなかで仕事をするいわゆる専門職だけでは、患者さんたちの日常生活を支えることができません。そのためホスピスケアの目的や現在の課題を共有できる、地域のボランティアのみなさんと一緒に取り組んでゆく協働の大切さも学びました。

ホスピスケアとは

先ほどお話ししましたように、苦痛を和らげ、そして求められる情報を提供するなかで、患者さんたちは限られた時間を精一杯生きようとなさいます。悔いのない時間を過ごそうといろいろと工夫をしながら生きていく患者さんを、いろんな職種によるチームが支えていくのですが、がんは進行していきますと病状がすすみ体力が低下していきます。悔いのない人生を送ってきた人たちであっても、その亡くなる一カ月ぐらいのあいだに直面する問題は、体力が低下した結果としてまさにその人にとって最低限かろうじて守ってきた日常生活——排泄のこと、食事のこと、清潔保持のこと——そういうことが破綻してしまうということです。

がんという病気は、亡くなる一カ月前くらいまでは、まだ誰かに手助けしてもらったりして自分で日常生活を送れることが多いです。それがだんだんベット上での排泄を余儀なくされ、毎日お風呂に入りたかった人がそれができなくなり、しかもそういう一つひとつのことに他者の力を借りねばならない。

そういう時間を過ごしていくときに、患者さんたちは、ベット上でオムツなんかしたくなかったのにオムツをせざるをえなくなってしまったり、毎日入浴したかったのにそれも人手がないからといって一週間に一回とか二回に我慢することを余儀なくされてしまうような状況は生きる意味があるんだろうかと考えだすわけです。そして、この状態を生きる意味がない、だから早く終わりにしたいなどと考えるようになります。

そのように生きる意味を見失ってしまった人たちに対してどんなケアを提供したらいいのか――まさにこれは大きな課題になってきます。

しかしホスピスケアに携わる人たちは、このことの大切さを充分に認知しています。

こういった「生きる意味を見失う苦痛」は「スピリチュアルペイン」ともいわれていますが、このような苦痛へのケアはホスピスケアの本質ともいえるものです。

最期まで一緒にいること

患者さんたちとずっとお付き合いしてきて感じてきたこと――それは「人はなぜ生きる意味を見失うか」ということなんですね。

患者さんたちから「早く死にたい」とか「終わりにしたい」とか言われることがありますが、この患者さんたちがそうおっしゃるのは、もう間もなく死んでゆくからではなく、さきほども申しましたように、それまで自分ができていた日常生活ができなくなってしまう……したくなかったオムツをせざるをえないとか、そんな状況になってしまって、それまでの自分の日常生活とのギャップを埋めきれない現状のなかで、生きる意味を見つけられずそうおっしゃる場合が多いんだということに気がついたんですね。

そうすると生きる意味を見失ってしまうということは、「これから先にどれだけ生きるか」という長さの問題ではないということです。それまでその人が自分らしいと思っていたことが破綻してしまったときに、どうやってそれまでの自分らしさと、破綻してしまった自分のギャップを埋めていくのかが大きな問題になってくるのです。そう考えればホスピスが向き合うこの問題は、末期のがんの患者さんたちに特有のことではないということがわかります。

たとえば、脳梗塞、脳卒中などになりますと、ある朝目が覚めて気がついたら半身麻痺になっているなんてことがあるわけですね。突然そうなるわけです。最近、大きな交通事故が続き、たくさんの人が亡くなったり怪我をしたりしていますけれど、仮に首の骨を折ってしまったとすれば、気がついたら首から下が動かないといったこともあるわけです。

そうなってしまった自分が、どうやって生きていけばいいか。その状態で生きる意味が見えなくなってしまうわけですよね。これは、ホスピスで末期のがん患者さんが直面する問題と同じことです。つまり、そのような問題とどう向き合えばよいのかといえば、それはまさにホスピスでのケアのあり方と共通していることがわかります。

施設ホスピスで学んだこと――それは自分の力だけではどうにもできない状態に追い込まれてしまって、苦悩している人たちに対してできることは、まずは「励ますことではない」ということでした。追いつめられた方たちにとって励まされることは、さらに追いつめられてしまうこと。

突き放されてしまうことに等しいともいえる。それでは何ができるのかといえば、その変えられない現実にいて、そしてそのなかで苦悩している人たちのお話に耳を傾けることであり、その人たちの苦悩を少しでもわかろうとすることです。そしてその人たちが直面し、その苦悩の原因にもなっている具体的な問題を少しでも軽減できるようにしていくことであり、最期まで一緒に居るということを約束し、実行することです。これがホスピスで学んだことだったんですね。

地域へ――ホスピスだけではもったいない

しかしながらいまお話ししたように同じような問題に直面しているのは、病気の方たちだけではなくて、たとえば核家族で子育てに悩み、どうしていいかわからなくなって困っているお母さんもいるでしょう。結果的に虐待に走ってしまうことだってあるかもしれません。そして子どもたちもまた学校に行って、いじめにあったりしてしまう。いじめにあって、その子どもたち自身が自殺を考えることだってあるかもしれない。そのときに周りはどうやってその人たちに向き合っていけばいいのか。このヒントがホスピスケアのなかの、特にこの生きる意味を見失ってしまった人たちに対するケアにあるんだということに気がつきました。

そして、以上学んだようなケアを施設ホスピスに来ている人たちだけに提供していくのは非常にもったいないと考えるようになったんです。施設ホスピスに来られる方たちはいまの日本の医療保険制度ですと、ほとんどがんの方たちです。

そこで、私はそのホスピスケアの大切な部分を、地域社会のなかでがんの人たちに限らずに提供していきたいと考えて、それで施設ホスピスを離れたんです。

ホスピスケアを地域社会のなかで提供していくためには、病院や施設で待っているだけではなく、私たち自身が地域社会に出向けばいいんだということです。そう考えました。

それからもうひとつ、施設ホスピスで学んだことは、グリーフケア（悲嘆のケア）の大切さ。大切な人を喪うという悲しみは、本当に深いものがあります。充分に看病しケアをしたと思っていても、喪失の悲しみというものはそう簡単には去らないものです。そしてまた、この喪失の悲しみに暮れる方々を「ご遺族」というひとつの言葉ではくくることはできない。親を亡くした方、配偶者を亡くした方、子どもを亡くした方、それぞれの悲しみの深さは違うわけですから。しかし、同じような体験をした人同士であれば、それぞれの悲しみを分かち合うことができるかもしれない。聖ヨハネ（桜町）ホスピスでは、「さくら会」という遺族会もあり、そのような取り組みをしています。そんなことも施設ホスピスで学んだわけですね。この経験を地域のなかで展開しようと考えたのです。

2 「ケアタウン小平」はじまる

理念と問題を共有するチームをつくる

東京の西、人口一七万の小平市で、いまお話ししてきたようなホスピスケアを展開するための取り組みを始めました。二〇〇五年一〇月のことです。

ホスピスケアのよさというのは、まさにいまお話ししたように「何が大切か」ということと、その理念を共有したチームで取り組めることです。チームはいろんな職種が揃っているからチームというのではありません。問題の共有がしっかりと同じ場面でできる、その問題をきちんと話し合い、討論し合い、そしてそれをその問題の解決に一番ふさわしい人たちが患者さんご家族にケアとして還元していけるのが本当の意味で

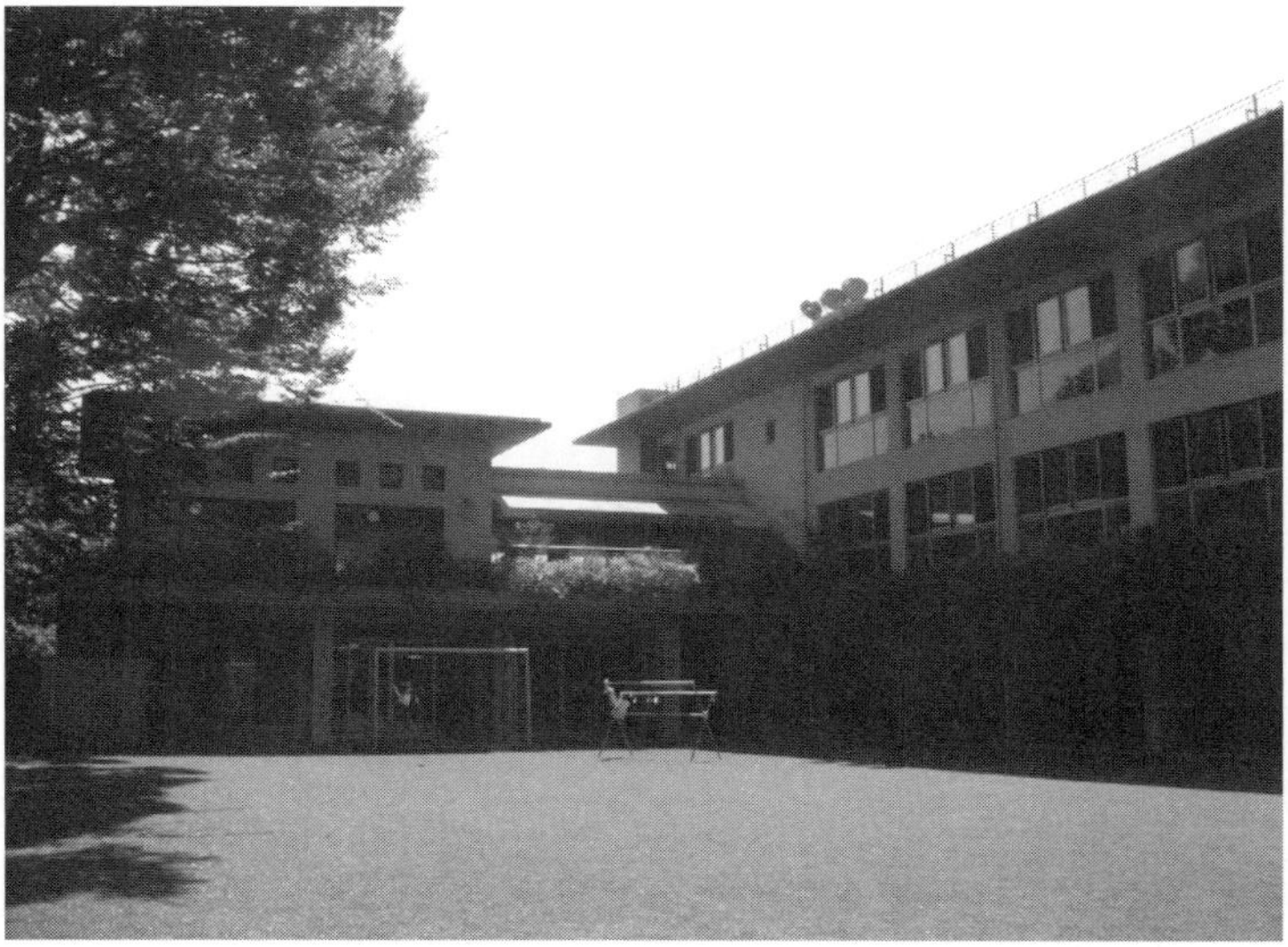

〈ケアタウン小平〉建物外観

チームです。それが施設ホスピスでのチームケアの良さでしたので、地域の取り組みの場合も、そのチームをどうやって創ればよいかを考えたわけです。フェイス・トゥ・フェイスでお互いに顔を合わせてこそチームは守れる、チームの良さが発揮できるんだと考えました。そこでどんなふうに取り組んだかを紹介していきます。

医療から子育てまで、ひとつの場所に

ケアタウン小平は施設としては三階建ての建物で、こんな外観（前頁）をしています。17頁の図は、その一階の平面図です。まず

ケアタウン小平型チーム

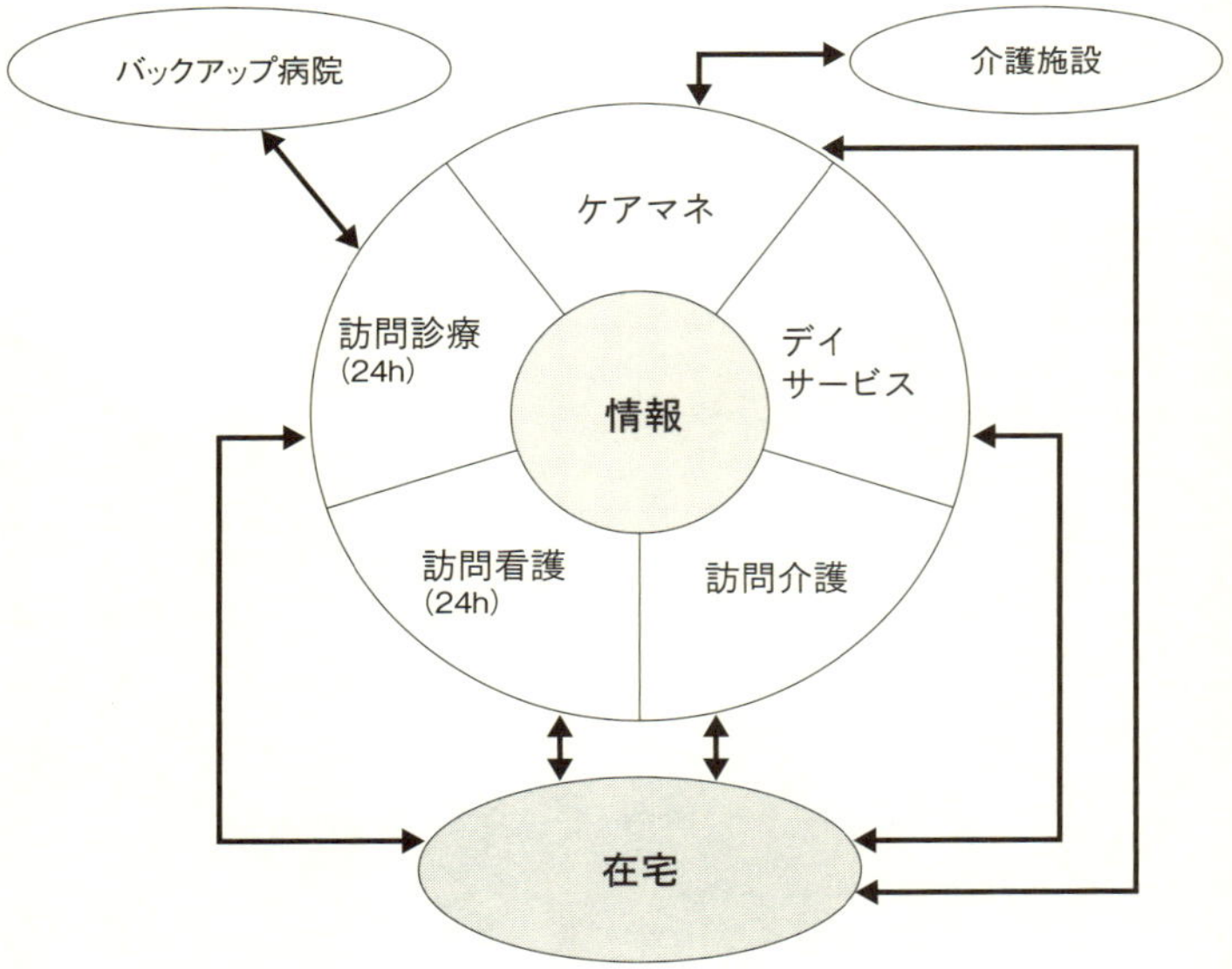

それぞれが別々の時間に、同じ患者宅を訪問しても、戻る場所が同じであるため、すみやかな情報共有とそれに基づいた適切なチームケアが可能になる。そして、そのチームはホスピスケアの理念も共有している。

は建物の様子を紹介しましょう。

▼訪問看護ステーションとデイサービスセンター

たとえば一階は、「ＮＰＯ法人コミュニティケアリンク東京」が運営している二四時間対応する訪問看護ステーション❷（平面図参照）です。それから同じＮＰＯ法人運営のデイサービスセンター❹です。これは、体にいろんな管がついているなど、いわゆる医療的なニーズが多く、一般的なデイサービスでは断られてしまう方たちの利用を主眼においたデイサービスです。このデイサービスでは常勤スタッフ四人のうち三人は、看

従来のネットワーク型チーム

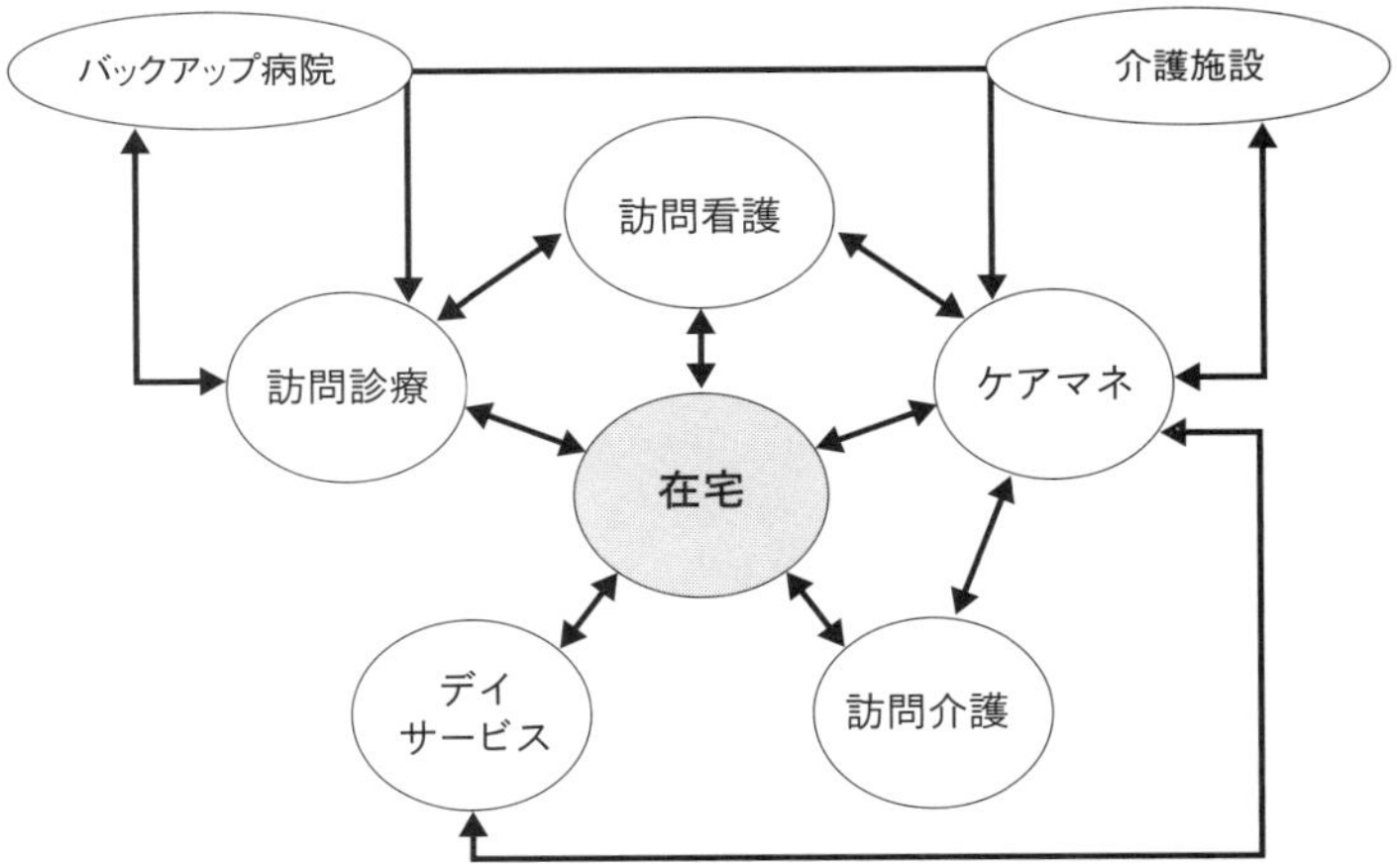

それぞれが同じ患者を訪問するが、帰る場所は異なる。
日常的にきめ細かなチームケア、つまりホスピスケアを提供することは簡単でない。

護師です。そのため医療ニーズの高い方々への対応も十分可能なのです。

▼在宅療養支援診療所

左端が在宅療養支援診療所「ケアタウン小平クリニック」❶です。二四時間対応する診療所で、三人の医師で運営しております。これは私自身の個人開業の診療所ですね。

▼居宅介護支援事業所とヘルパーステーション

在宅で生活をしていくということは、医師や看護師が訪問するだけでは難しいですよね。医療だけではできません。まさに生活の場ですから、介護が必要になってきます。❸が株式会社が運営している居宅介護支援事業所。いわゆるケアマネージャーさんの事業所です。

それからヘルパーステーション。訪問介護の事業所ですけれども、これも先の株式会社が運営しています。

つまり、それぞれの運営主体は違いますけれども在宅を支えるための「医療と看護と介護」が、同じ場所に集約したわけです。お互いに、いつでも顔を合わせて問題の共有ができます。つまりホスピスケアを地域で展開していくためのチームができているわけです。物理的な距離を短くしたフェイス・トゥ・フェイスがいつでも可能なチームがここにあるということです。ひとつの建物にいろいろな事業者が集まっているというだけではないのです。これがケアタウン小平のチー

1階

❶　在宅療養支援診療所
❷　訪問看護ステーション
❸　居宅介護支援事業所と
　　ヘルパーステーション

❺　アトリエ
❻　スタジオ
　：絵本コーナーなど子育て支援
　：在宅遺族会〈ケアの木サロン〉などの活動
❼　ボランティア
　：ボランティア活動の拠点

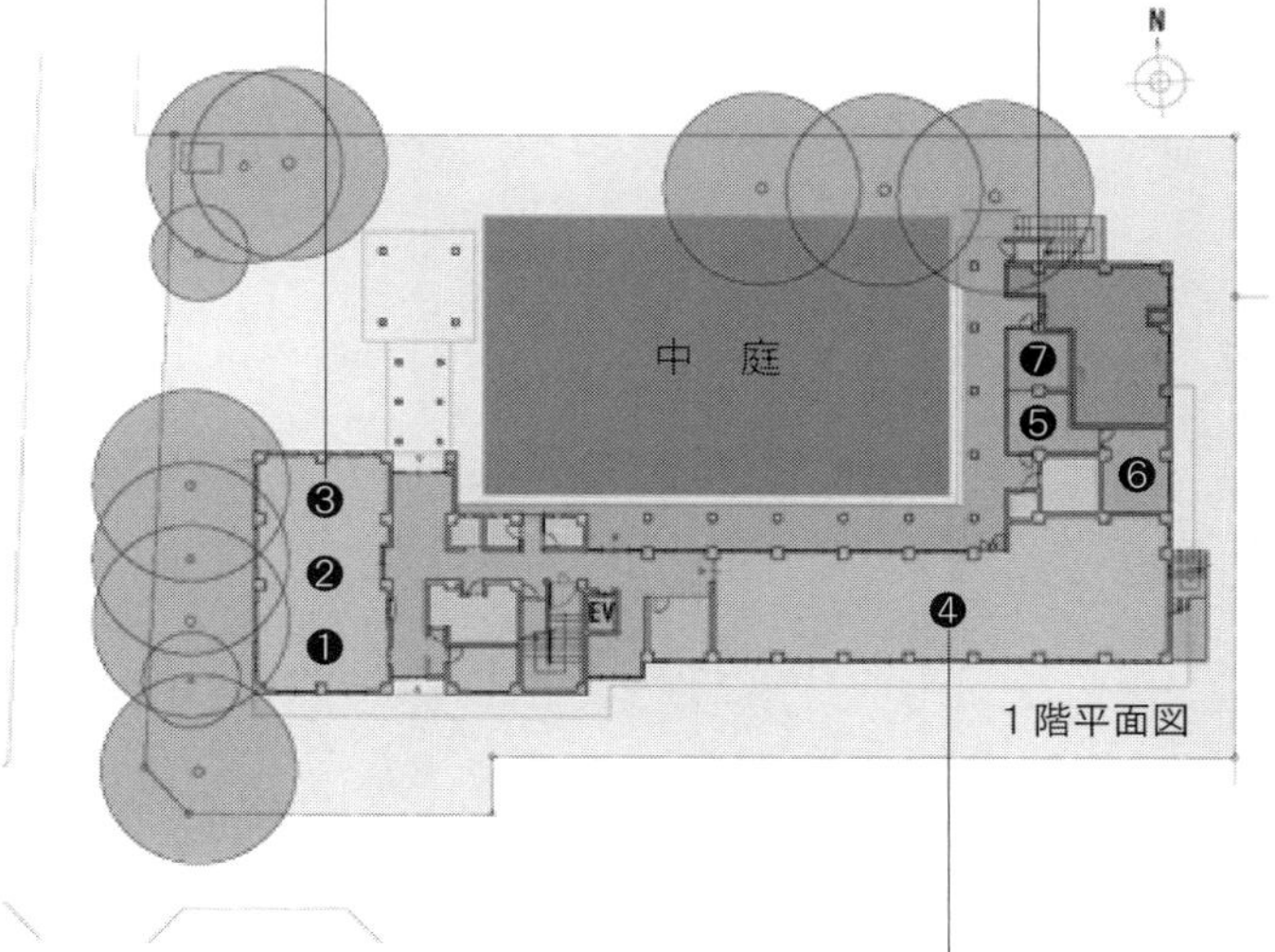

1階平面図

❹　デイサービス

2階～3階

いつぷく荘（ワンルーム賃貸２１戸）、食堂

ムです。

▼子育て支援施設とボランティア活動拠点

それから先ほどお話ししたように、ホスピスケアというのは、子育てに悩むお母さん、あるいはいじめにあっている子どもたち自身など、そういう人たちに対するケアのあり方としても普遍化できるだろう、共通するだろうと考えておりましたので、子育て支援❺❻も同NPO法人の取り組む事業として考えました。そしてなおかつボランティアのみなさんとの協働が大事だということを学びましたので、ボランティアの活動拠点❼となることも、このNPO法人の大切な事業としています。

▼ひとり暮らしの人を主に対象としたアパート「いつぷく荘」

これらのチームは三階建ての建物の一階にあるのですが、二階と三階はアパートになっています。ひとり暮らしの人を主に対象としたアパートです。この建物の大家さんは、私どもの考えに共鳴して、この建物を建てて運営してくれています。一階の訪問看護や訪問診療、訪問介護があれば、生活可能な人たちがここに住んでいます。アパートですから

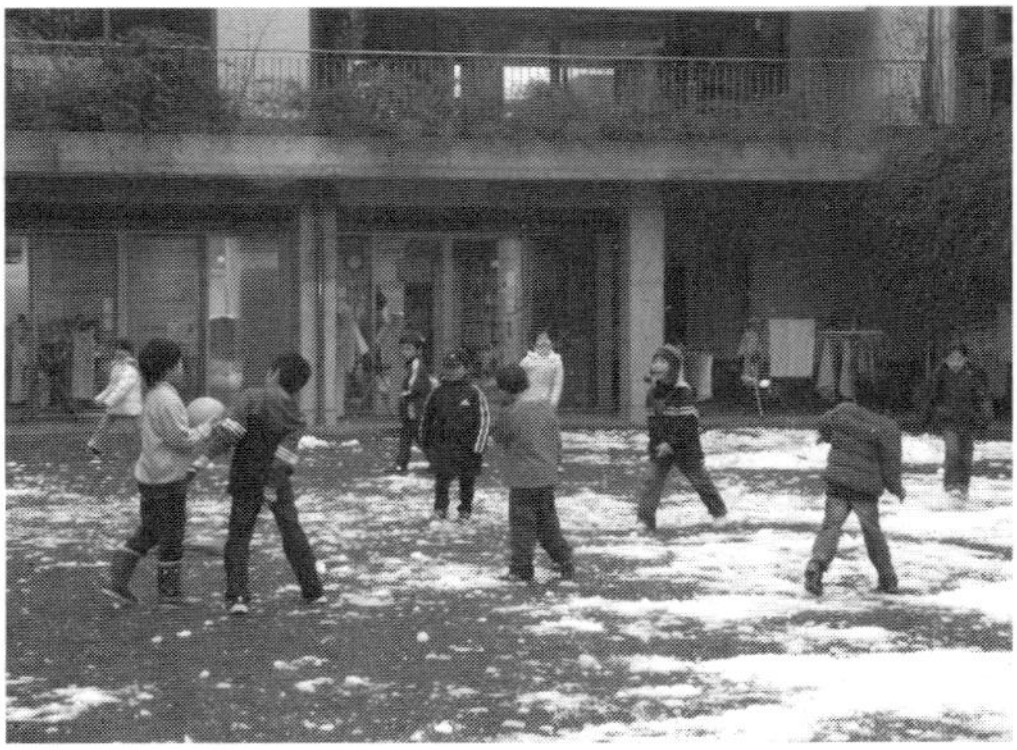

中庭。5時までは子どもの遊び場（夏は6時まで）。

ケアはついておりません。全て医療保険・介護保険を利用した外付けの医療、看護、介護になります。

車で二〇分ほどで行ける距離

そしてこのケアタウン小平を拠点にして、デイサービスは、いまお話ししたように医療ニーズの高い人たちを送迎しておりますので、半径二キロぐらいの人たちを対象にしております。訪問看護ステーションのスタッフは、自転車で訪問したりしておりますので、だいたい半径三キロ。診療所の方はもうちょっと幅広くして半径三キロから四キロです。この圏内の人たちの訪問診療をしています。

つまり半径二キロ以内の人であれば、医療ニーズの高い人たちはデイサービスを利用し、訪問看護も利用し、私どものクリニックの診療も受けていることになります。ところでだいたい半径三キロぐらいですと、人口密集地帯ですので、車で二〇分ぐらいはかかってしまいます。道路が混みますと三〇分ぐらいかかってしまうこともあります。急変時には待つ身にとっても、訪問する身にとっても、

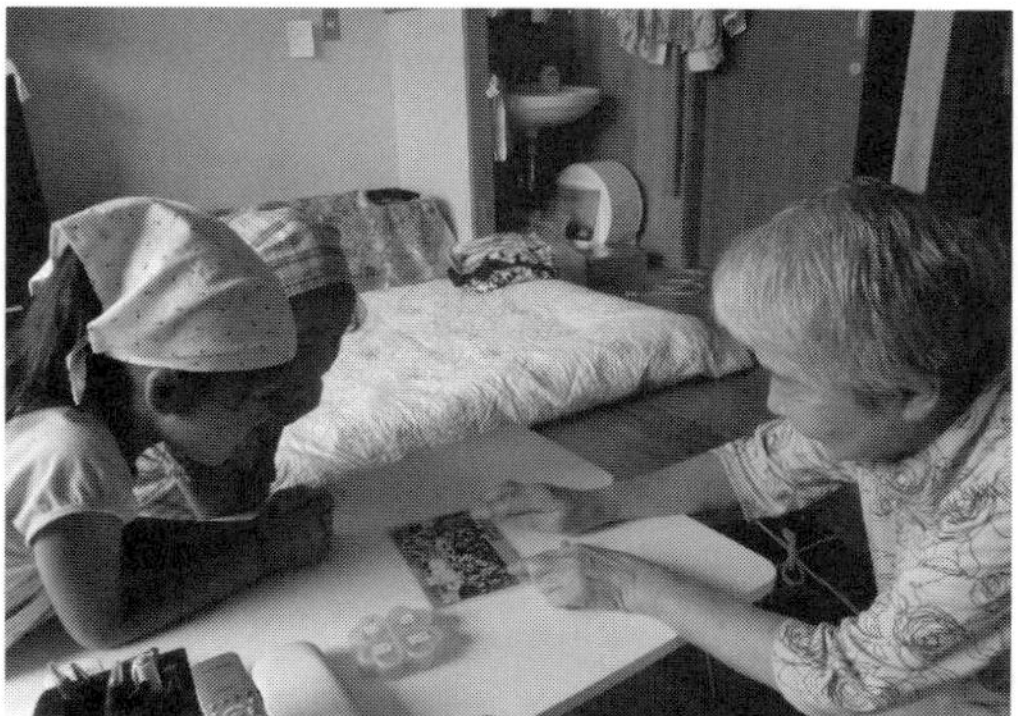

アパートの入居者を訪ねる子どもボランティア

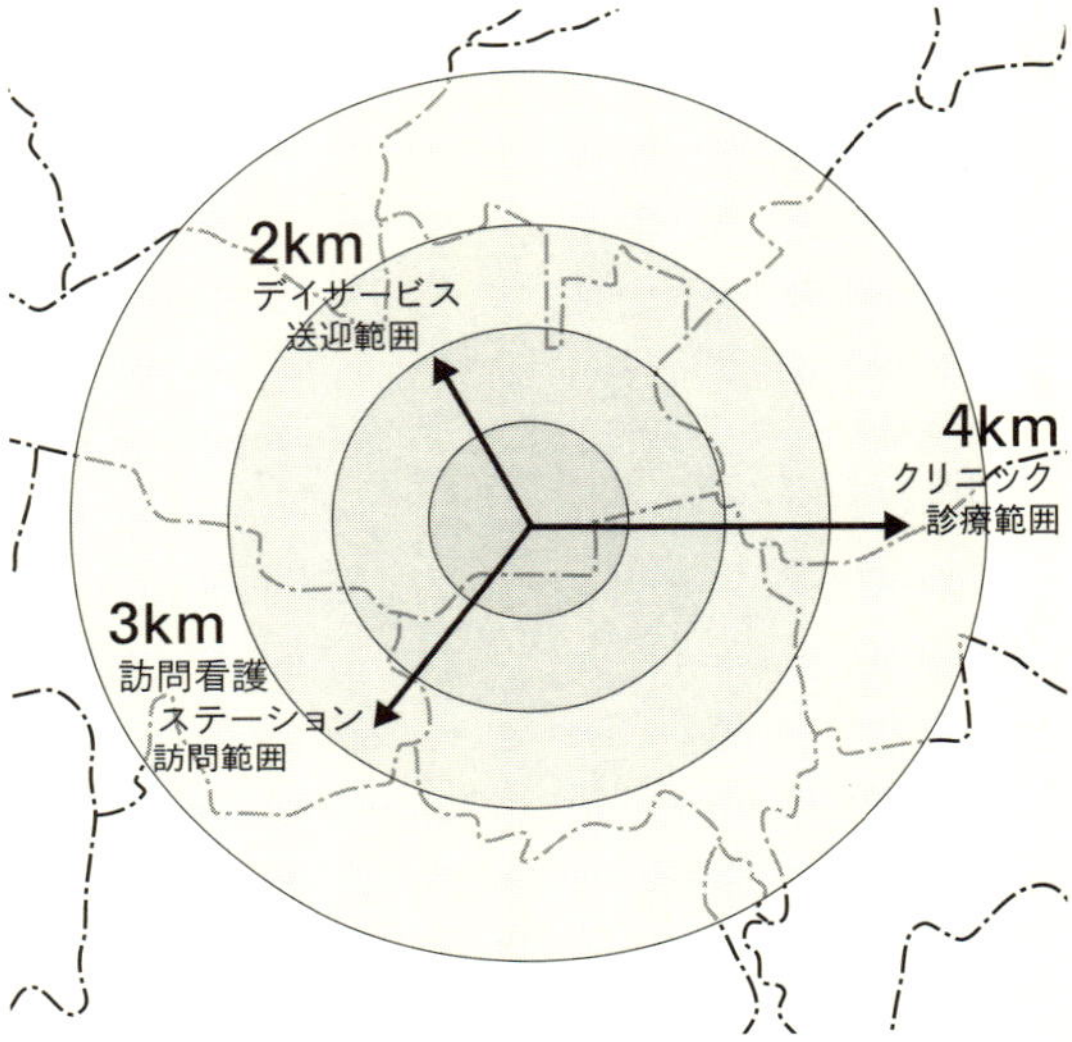

三〇分以上はつらいと考えました。急変者が重なると一時間近く待っていただくこともあります。もちろん、そのことも考慮し、予測される急変時にご家族でとりあえず対処できるような薬剤などは、あらかじめ準備しておりますが、チームとしてカバーしうる地域として半径三キロ前後を考えたということです。

▼七、八割の人が在宅で亡くなっている

二〇〇五年一〇月に開業しましてから二〇一一年一二月までの六年ちょっとのあいだに、私たちが関わった方たちのなかで、いまお話をしたエリアのなかで約五百人の方が亡くなっています。そのうち、がんの患者さんたちは四一七人亡くなっていますけれども、そのうちのだいたい七四パーセントの方はそのまま在宅で看取ることができました。がんでない方たちは、八五人亡くなっていますけれど、そのうちの約七二パーセントの方はそのまま在宅でお看

どこで亡くなったか

—ケアタウン小平クリニック—

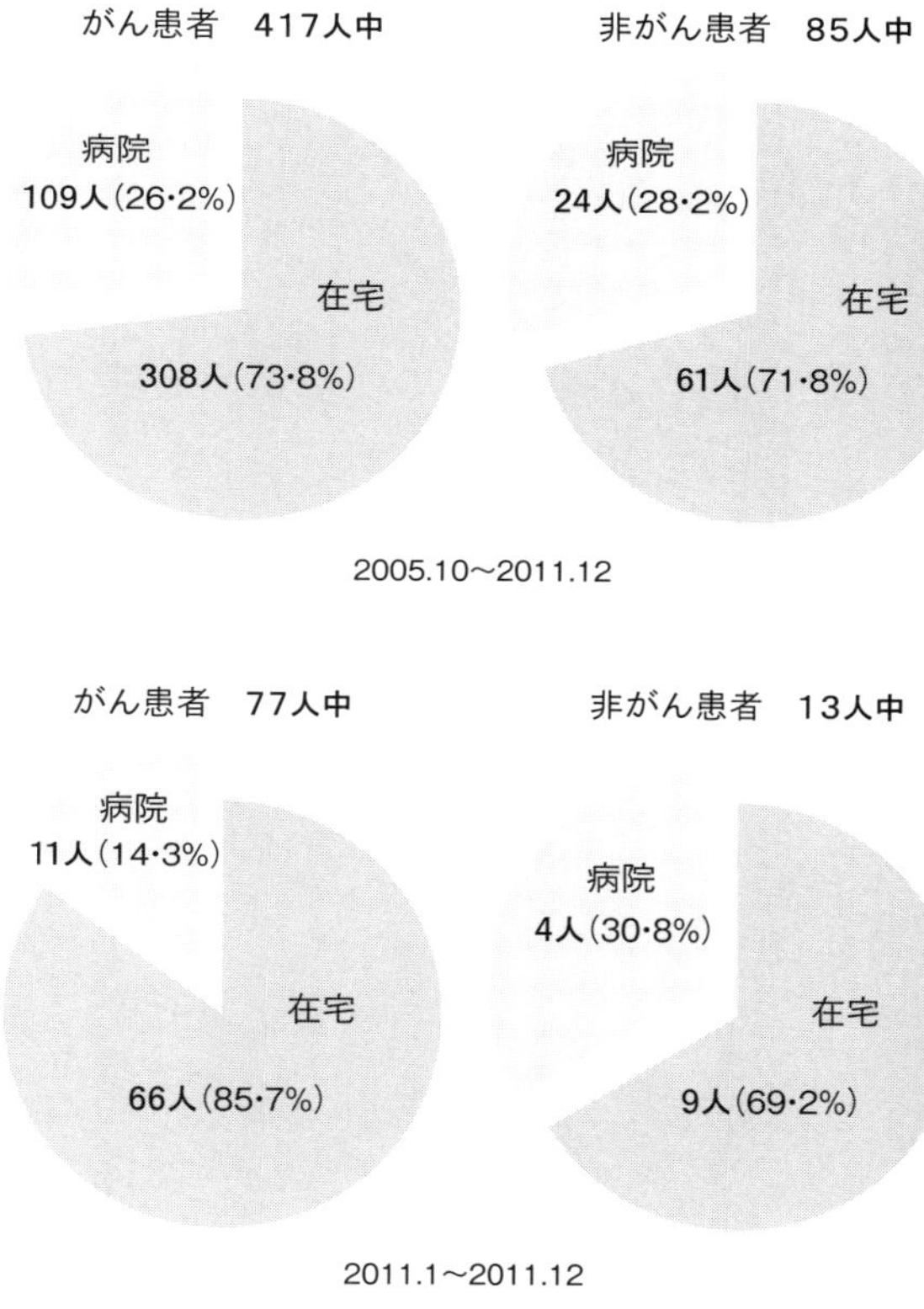

取りしております。

昨年（二〇一一年）一年間に限っていいますと、がんの方たちですとだいたい八六パーセントの方を、そのまま在宅で看取ることができました。がんでない方たちは約七〇パーセントでした。つまり家に居たいと望み、それを支えるための二四時間対応をする医療や看護があれば、だいたいこのぐらいの人たちは最後まで家に居ることが可能なのだということになります。

場のもつ力

▼苦痛をかるくする

私はホスピスで一四年仕事をしてきておりまして、いわゆるがんの苦痛を軽減するための様々な取り組みをしてまいりました。在宅七年目に入りますけれども、ホスピスと比べて何が違うのかといいますと、たとえば痛みですね。

がんの痛みをとるためにホスピスにおりましたときには、注射用モルヒネをポンプを使って持続的に体内に注入する方法、これを約半数以上の人にしておりました。しかし在宅に移行してからは三百人以上のがんの方たちをお看取りしておりますけれども、それを使った人は一人もいないんですね。ほとんどの方がもちろんモルヒネのような麻薬は使うんですけれども、飲み薬と貼り薬と座薬で痛みが軽減されています。

この違いは何なのかなと考えたときに、自分の住み慣れた家で、すぐそばにいつでもご家族の方が居る、ペットが居る、そういう療養環境そのものが痛みの感じ方を和らげてくれる。そういう力があるのではないかなと思っています。

▼家族の変容

それから家族の力が変わります。病院で「もうこれ以上治療法はありませんよ」と言われ在宅療養が開始されるわけですが、なんとか家で看てあげたいと思いながらも、当初はとてもとても家じゃ看きれないと思っていたご家族がだんだんと変わってくるんですね。最初は不安いっぱいだったご家族が、一つひとつの不安を訪問診療や訪問介護を通して具体的に解決していく。その積み重ねをしていきますと、そのうち「これだったら看れそう」と、最終的には「これなら看取れる」とだんだん変わってくるんですね。

そして看取ったあとには、「本人の想いに充分応えられました」と達成感をもって見送ることができるのですね。そのように当初不安に満ちていた人たちが、いつのまにかたくましく変わっている姿に触れることがしばしばあります。私たち医療も、看護も介護もお手伝いしますけれども、ほとんどの時間はご家族の方たちがその患者さんの変化していく療養場面を看ていくわけですね。患者さんの病状は悪化するのに、ご家族はたくましく、変化していく。これも又「場の持つ力」なのかなと感じています。

3　ケアは循環する

悲しいのは私だけじゃなかったんだ

▼遺族とスタッフの交流会

これ［写真下］は、私どもケアタウン小平チームが在宅で看取らせていただいたご遺族同士やスタッフとの交流会です。在宅は各家々で看取りが完結してしまいますので、ご遺族同士の接点がないんです。病院やホスピスでしたら、患者さんの入院中に同じ時期を過ごした、ご家族同士の交流などもあるのですが、在宅の場合ですとほとんどが孤立した在宅で完結してしまいます。

そこで私どもは、ご遺族同士の交流が持てるような集まりを持っています。一つは、患者さんが亡くなって半年以内のご家族のみなさんとスタッフとの茶話会。もう一つは、この写真もそうですが、患者さんが亡くなって一年以上経過したご遺族のみなさんとスタッフの交流会です。

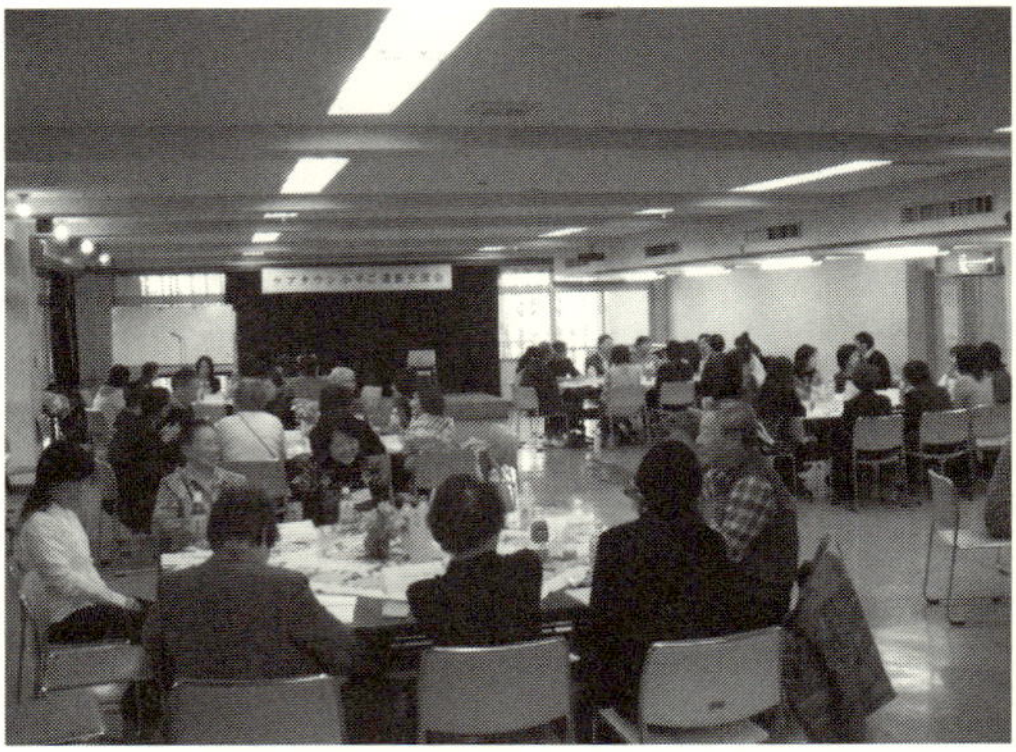

遺族とスタッフの交流会

この写真［前頁］の集まりは、小平市の公民館を使った年一回の交流会ですが、各テーブルに座っているご遺族のみなさんはこの日初めて会った方たちです。そこにスタッフも参加して司会も担当しています。各ご遺族のみなさんに在宅で患者さんが療養していた時のご家族としての想いや、いまどんな気持ちで過ごしているのかなどをそれぞれが語り合うんですね。

様々な感想をいただきますけれども、「悲しいのは私だけじゃなかったんだ」ということがわかったり、それからやはり、夫を亡くした人、妻を亡くした人、子どもを亡くした人、それぞれの悲しみの悲しみ方は違うわけですけれど、この場所で同じような境遇の方たちとお会いしますと、まるで初めて会ったのに旧知の友のよう……そんな感じになっていくこともしばしばあるようです。

▼在宅遺族会〈ケアの木〉

こういった交流会を通しまして、いまは在宅で亡くなられた患者さんのご遺族同士の集まり、在宅遺族会「ケアの木」が誕生しております。

この「ケアの木」は様々な活動をしておりますけれども、そのうちのひとつに「ケアの木　語ろう会」というものがあります。ご遺族のみなさんがケアタウンの中庭を利用して、それぞれが食べ物を持ち寄ってお互いに語り合ったりするんですね。その他に毎月一回「ケアの木サロン」というものをひらいています。これはケアの木の世話人の方たちが新しく遺族になられた方たちに時間と場を提供していろんな話をうかがう、いろんな話をする。そんな活動をしております。

▼ボランティアとの交流会

ケアタウン小平ではデイサービスなど、様々な場面でボランティアのみなさんの協力をいただいています。

ただデイサービスを除きますと、ボランティアのみなさんと私たちスタッフとの接点が、なかなか日常的にはないんですね。私たちはほとんど外回りで、外に行っておりますので。しかしながら私どもの活動に共鳴して下さるボランティアのみなさんとは、やはり接点を持ちたいということで、こういう交流会を年二回ぐらいやっております。こうやってお互いにそれぞれが顔と顔を合わせた交流を持つこと。これはとても大事だと思っています。

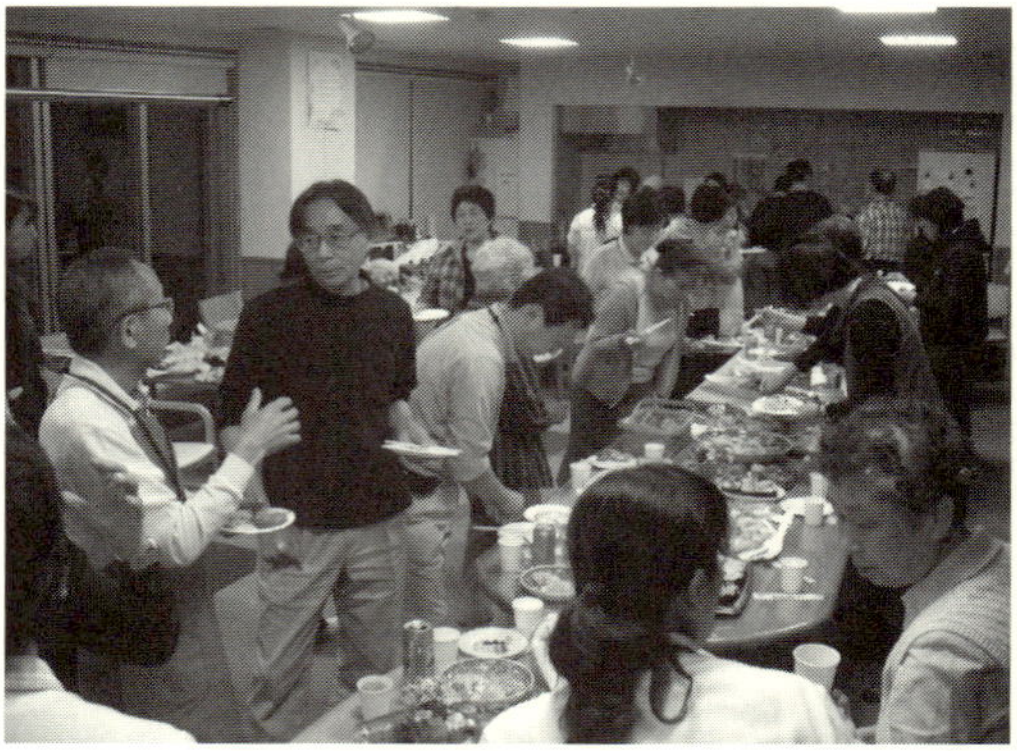

ボランティアとスタッフの交流会

最期まで暮らせるコミュニティへ

▼遺族による子どもへのボランティア

これ［下］はみなさん、どんな場面だかわかりますでしょうか。

これは先ほどお話しいたしましましたデイサービスの一場面です。実はケアタウンのボランティアさんのなかにご遺族の方がおりまして、その方が英語の先生なんですね。その方がデイサービスの場を利用して、毎週水曜日の午前一一時半から三〇分間ほどですけれども、その方がデイサービスの場を利用してボランティアで「幼児英会話教室」を開いているんです。これは、母親と子どもさんたちが集まって教室を開いているところなんです。そこにデイサービスを利用しているみなさんも一緒に参加しているということですね。老若男女がまさに混在しているとても微笑ましい場面がここではできあがっています。

因みにケアタウンのボランティアさんたちは、いま八十名ほど登録されておりますけれども、そのうちの二割はご遺族のみなさんです。ご遺族のみなさんが、私どものお手伝いしたことに対するお返

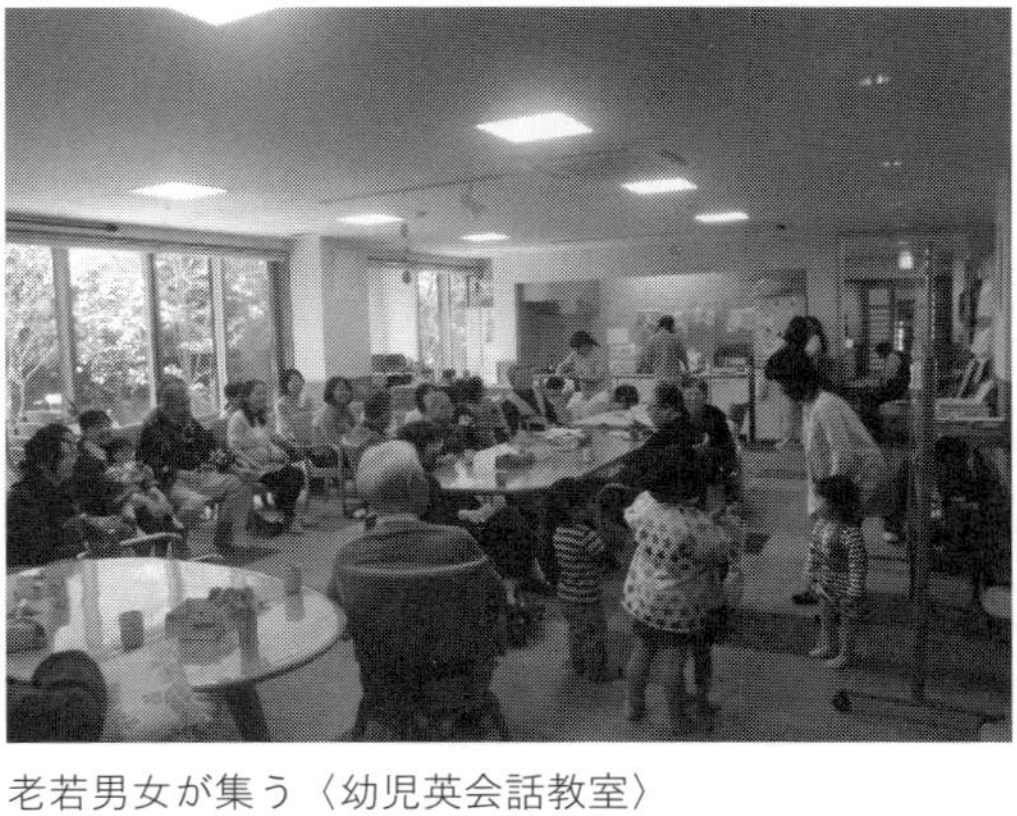

老若男女が集う〈幼児英会話教室〉

しのようなかたちで私たちを支えて下さっているということですね。ケアが循環する、「ケアが新しいケアを産んでいくんだ」とそんなふうに実感しています。

▼ケアタウン小平応援フェスタ

いままでお話ししたように在宅を支えるための医療、看護、介護などの事業以外にも、様々な活動をしています。子育て支援事業とか、講演会を開いたりしてますけれども、さらに毎年一回、「ケアタウン小平応援フェスタ」というものも開いています。

これは地域社会のみなさんに「私たちを応援して下さい、私たちも地域を応援しますよ」と、お互いに応援しあいましょうということをひとつのスローガンにして行っている事業です。様々な催しものが行われますが、写真［下］は最後のイベントの様子です。

「みんなの願いを大空へ」ということで、ここに全部で千個の風船があります。毎年四百人前後の方が参加して下さるのですが、一つひとつの風船に参加者の願いごとが入っています。参加できない人たちの願いごとも預かってきて入れています。つまりここには千の願いがあるんですね。そして空に飛ばします。一つひとつの風船には、一つひとつの願いが

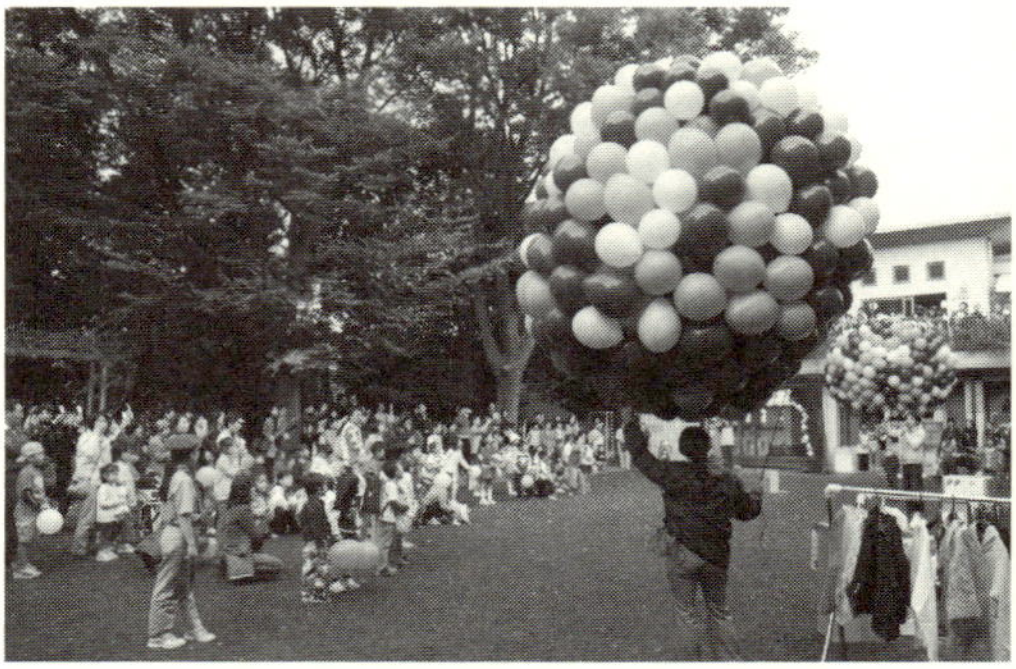

〈ケアタウン小平応援フェスタ〉の最後の催し。

入っています。これは参加者のみなさんがまさに自分の願いごとが叶うように、祈るようにそれを見上げているところですね［下］。

私どもがホスピスケアの経験を地域社会でいかそうと考えたときには、ご病気の方たちだけではなくて、子育て支援ということも視野に入れておりましたので、千の願いが叶うように老若男女が心をひとつに祈るように風船を見上げている。こういう場面をみますと、つくづくホスピスケアの理念は地域社会を繋げ、地域社会をつくりあげていく理念になるんだということを改めて実感します。

ホスピスケアを通して私たちが目指していることはこういうことです。安心して暮らせる地域社会をつくりたい。そこは最期まで住みたい地域社会であり、たとえがんの末期であったとしても、認知症であったとしても、最期までその人たちの人権を守り、尊厳と自立を持って暮らせることを保障する地域社会であるということです。そしてそのベースにあるのがホスピスケアの考え方であるということです。

しかし現実的な取り組みを通して様々な問題も見えてきています。

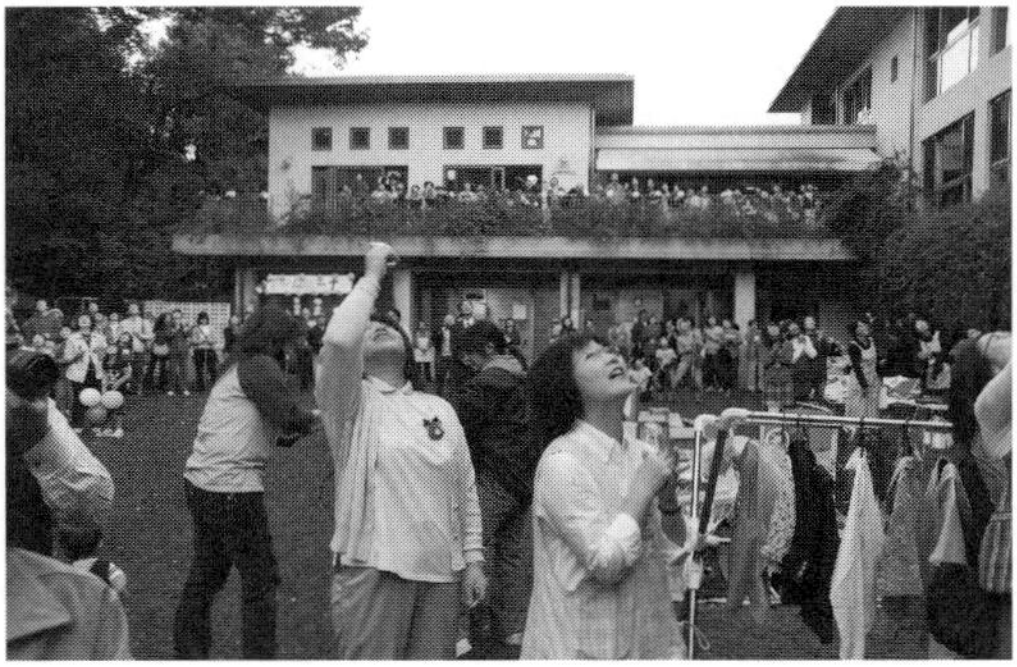

風船を見上げる人たち。

4　在宅から見えてきたこと

二人に一人ががんになる時代

在宅から見た医療の課題ということでお話しします。ただ、これからお話しすることは、みなさんにとってちょっと厳しいお話になります。しかし現実なのでお聞きいただければと思います。たとえば、がんの場合です。現在三人に一人が、がんで亡くなっています。毎年三五、六万人の方が亡くなっています。日本人の死因のトップです。

しかし近い将来、「二人に一人ががんで亡くなる」ということが予測されています。つまりがんになり、がんで亡くなるということはもはや特別なことではない、ということです。晴天の霹靂ではないんですね。いま近くに座っている方たち同士、お互いの顔を見合わせれば、どちらかががんで亡くなるという……。これはもう確率論的な話なんですが、そのぐらい、ある意味ではありふれたことになってしまうんです。だとしたら「そのような状況のなかで、どのように生きたらいいのか」ということが、いまここにいる私やみなさんにとって課題になってくるわけです。

しかしながら――というお話です。

「時間」という問題

次頁のグラフは、私どもの過去五年間の在宅看取りの推移です。病院で「もはやこれ以上治療できません」と言われて、そして通院も大変になってきますので在宅診療が開始されるわけですけれども、在宅を開始してから約四分の一の人が二週間以内に亡くなっています。約半数の人が一カ月以内に亡くなっています。つまり在宅を支えていくためのホスピスケアを提供しようとしていても、戻ってきて半数の人はこの世に一カ月もいないということです。

病気が治らないのだったらせめて自分らしく生きていきたいと考えている人が、人生の立て直しをするための時間としては、それはあまりに短いんじゃないかということです。何でこんなことが起こっているかということが、課題としてあるんですね。

ここまでお話したような在宅での療養を支える環境を整えることができたとしても、このようにその人に残された時間の問題があるのです。そしてそれは、実はがん医療、がん治療そのものに問題があるのではないかと考えています。

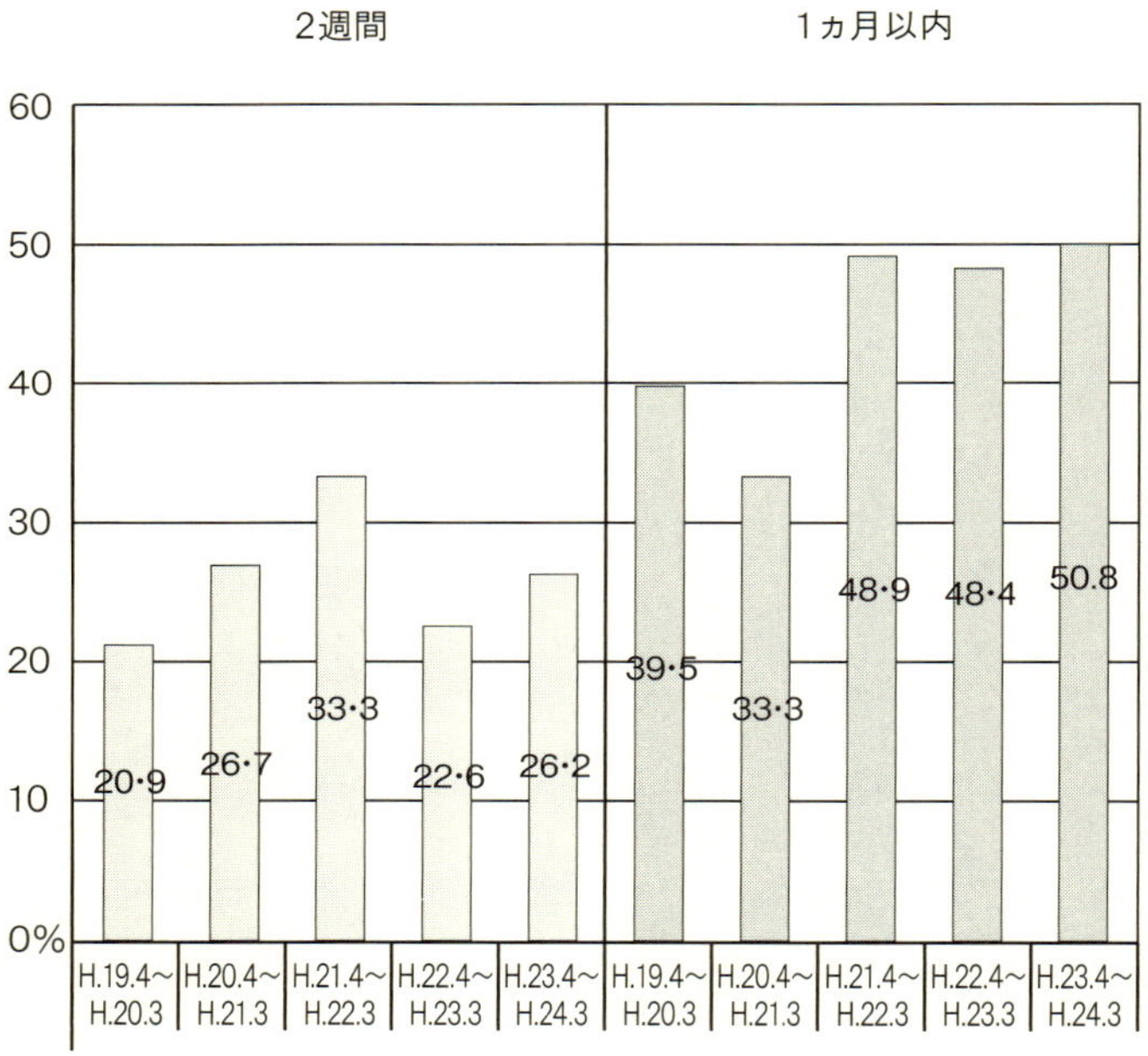

在宅看取り（がん患者）5年間の推移

抗がん剤の功罪

まず、昨年（二〇一一年）一一月に出版された『チームがん医療実践テキスト』（石谷邦彦監修、先端医学社）という本から引用いたします。

多くの進行固形がんに対する薬物療法では、完治することはまれであり、最終的には大部分の患者が死亡する。（7頁）

がん薬物療法の専門医が書いた本でして、これは私が勝手につくったのではなくてその引用です。この言葉が意味することは、みなさんにとってはかなり重い事実だと思いますけれども、テキストに書かれているものなのでそのまま受けとめて下さい。

つまり、進行固形がんの場合には、完治することは稀なんですね。ほとんどの方は死亡するんだということです。

この先生は、こうも言っています。嘘はつきたくないわけですよね。

「治療開始前に、『治療の目的は延命であり、治るわけではない』ということを患者に伝える必要がある」（同7頁）

患者さんたちは「治療方法がある」といわれると、つい「治ってしまうんじゃないか」と思いこんでしまうわけですけれども、専門医はそうはみていないんですね。「治療の目的は延命であり治るわけではない」ということを患者に伝える必要があると言っています。そして「この延命治療から得られるメリットはどうか。それはどのくらいあるか」っていうと、「得られるメリットは数か月（まれに数年）の延命でしかない」と言っています（同7頁）。

進行した固形がんは最新の薬物療法を行っても、そこで得られるメリットは数カ月の延命でしかない。様々な大変な思いをして、CTなどの画像を見て小さくなりましたといわれても、結果的にそこから得られるメリットは数カ月なんだということです。「まれに数年」とありますから、勿論その数年に入るかは誰もわからないので、治療を受ける意味はあると思いますけれども、そのような現実を理解したうえで、治療を受けているかどうかは疑わしいです。

もうひとつ、二年ほど前の『ニュー・イングランド・ジャーナル・オブ・メディシン The NEW ENGLAND JOURNAL of MEDICINE』に「臓器転移のある肺がん患者で緩和ケアをきちんと行うと、生存期間が三カ月程度延びる」と報告されています。緩和ケアをきちんとするだけでも、三カ月の延命があるんだということです。つまり、最新のがん医療で得られるメリットが数カ月の延命であるということと比べると、ほとんど変わりがないという話になってきます。

最近は遺伝子治療というのがよく言われていますよね。それは薬でいえば、分子標的薬のことですけれども、「分子標的薬の登場により、重篤な副作用がなく、死の直前まで積極的薬物療法が行われることもしばしば経験するようになった」(同4頁)とこの専門医が言っているんですね。

いいですか。「死の直前まで積極的薬物療法が行えるようになった」と。副作用が少ないですから、ずっと行えるというわけですね。

これはどういうことを意味しているかというと、死ぬまでがん治療に縛られるということです。この結果として、訪問診療を開始してから一カ月以内に亡くなる人が半数以上いるんだということにつながっているのではないか、ということです。「副作用が少ないから、こういう治療もありますよ」と提案される。しかしながら、実は得られるメリットは多くの場合数カ月の延命なんですね。しかも延命でなく、副作用で縮命してしまうこともある。

このことに関連して別の専門医の方に聞いたんですね。「治癒することはあるんですか」と。その専門医は「あります」と応えてくれましたが、「どのぐらいの割合で治癒するんですか」と聞きましたら、「それは宝くじが当たるようなものだ」と言っていました。宝くじははずれても宝くじの掛け金が消えるだけです。人生の大問題にはならないでしょう。そこで先ほどのがん治療の現状を、よく考えていただきたいということなんです。

在宅から見えてきた医療の課題

▼外科医時代の課題

外科医時代に私がぶつかったのは何かというと、患者さんが病院で死ぬということが問題でした。それは一般の病棟の仕組みや療養環境は、人の最期に相応しくないと思ったからですね。そこで施設ホスピスでの取り組みを広げることが大切だと考えたわけです。

▼施設ホスピスの課題

施設ホスピスに移ってからは、患者さんが限られた時間をどう生きるか。それが課題でした。そのために先ほどお話ししたように苦痛を和らげ、嘘をつかずに、様々な職種のチームを組んで、そして精一杯生きていただくことに取り組んできたわけです。

▼在宅ホスピスの課題

そのホスピスケアを地域で展開しようと思って取り組んで来たいまは、患者さんが受ける病院の医療に問題があると感じています。お話ししたように、せっかく最期の時間を家で過ごそうと思っても、戻ってきてからの時間が少なすぎるからです。

それは、多くの人たちががん治療医の提言する内容を充分把握していないか、あるいは治療医がきちんと説明していないために、治るかもしれないとの希望を持ってしまい結果的に残された時間を多くの場合あっても数ケ月の延命を目的とした治療との闘いだけで終わってしまうことが多いからではないかと考えるわけです。

人生の終末に何が大切か

そこで、こういう事実をもとに次のような提言をしたいと思います。

「人生の終末に何が大切なのか」

このことをみなさんご自身が考えていただきたいということなんです。

▼〈抗がん剤〉を選択しない生き方——医療の管理から解放される

みなさん、がんになってしまう確率は高いわけです。二人に一人ががんで亡くなる時代がまもなく来る。そうしたら何が大事なのか。どう生きるかが大事になってきます。

そのとき、だとしたらいまお話ししたように抗がん剤の功罪というのをよく知ったうえで、抗がん剤の治療を選択しないという生き方を選んでもいいんじゃないでしょうか。しかし治療の現場の医師は、なかなかそのことをお話ししてくれません。それはみなさんの希望を奪いたくないからだと思います。でも結果的に希望を奪わないだけではなくて、人生そのものを奪ってしまっている場合もあるということがいえるわけです。

つまり、抗がん剤の治療を選択しないということは、人生最後のぎりぎりまで医療の管理下にはいないという選択です。ホスピスケアに取り組んだのは、がんの患者さんたちが、延命至上主義ともいえる医療の管理から解放されて、がんという病気を治すことはできなくても、少なくともその病気とのあてもない闘いから解放されて、限られた時間を自分の納得がいくように生きることはできないのかという、そういう願いがあったからですね。

もちろん、抗がん剤治療の現実をわかったうえで治療を選択することも人生の選択です。

▼〈胃ろう〉を選択しない生き方——強制延命から解放される

それから胃ろうの問題です。これも問題だなと思っています。

胃ろうというのは口から食事ができなくなった方になされるものですね。食べ物が気管に入ってしまって誤嚥性肺炎を起こす方が、しばしばそれをくりかえしますと、「もう口から食べるのはやめましょう」といって胃に穴をあけて、そのチューブから栄養が入れられます。

しかし、その方たちはもはや胃ろうを入れる段階では自分でそのことを十分認識できない状態の方がほとんどなんです。ですから家族は病院の側から「もう口から食べられません。しかしいのちを延ばすんだったら、胃に穴をあけてそこから栄養入れればなんとかなりますよ」と言われると、大抵の場合は「はい」と言ってしまうわけです。

胃ろうは、内視鏡を使って造設されますが、その手技は比較的簡単なんです。しかし胃ろうは出来上がった時点で、それはもう病気ではないわけですね。それはその人にとっての〝状態〟になるわけです。ですから、それにはそれだけの対応が必要になるわけですが、では誰が看るのか。家族が看きれなかったら、ほとんどの場合、施設になります。

千葉のある地方では、胃ろうの患者さんだけを集めた病院があるそうです。そこでは一部屋に八人ぐらいがずーっとベッドに並んでいる。ほとんどの人は意識がない。そして一定の時間がくると一斉に、まるでガソリンが注入されるように胃ろうから栄養が注入される。一斉にオムツ交換が始まる。そうやって生きていく、いや、生かされている。それは尊厳のある人間の姿といえるのだろうかという疑問があります。

いのちは大事です。いのちが大事なのはまさにその人が人間らしく大事にされているという思いを、その人自身、それからケアをする人、お互いに感じあえてこそのいのちの大切さではないのでしょうか。

私が在宅で診ている患者さんたちのなかにも胃ろうをしている人もいますけれども、ご家族が本当にこころをこめてケアをしています。その人たちの姿をみるとね、「この患者さんは家族の愛情をたっぷり感じながらこの時間を過ごしているだろう」と思いつつも、しかし家族が介護しきれない結果、施設で介護を受け、自分の体調や意思とは関わりなく、栄養を注入され、いわば強制的に生かされている人々は、何をどう感じながら生きているのだろうかと考えてしまいます。

人によってはこの状態を「虐待の医療」と呼びます。またある人は「収奪の医療だ」と言っていますね。強制的・義務的に栄養が注入されるからです。食欲の有無や本人の意志と無関係に、強もう意識もなにもない人たちを強制的に生かすことによって収入が入ってくるからです。確かにそういう一面もありうると思います。

もし、そのような状態を望まないのであれば、みなさんは、元気なうちから「そうなったときには胃ろうはしない」ということをあらかじめ周囲に言っておく必要があります。もし、自分の口から食事ができなくなってしまうような状況になった場合、つまり重度な脳卒中のような場合、自分の意思表明をすることは難しい場合が少なくないからです。その人の意思がわからなければ、医療側から「これをしなければ、もう最後ですよ」といわれた家族の同意のもと、胃ろうが開始されてしまうのです。ですから、みなさん、元気なうちに言っておくべきです。もしそうなった場合には、胃ろうは選択しないんだ、と。これは、強制延命から解放されるためです。ほとんど意識の無い方たちが、何年も定期的に栄養注入されて、生きている姿がたくさんあるのです。

それからこれはちょっと流れが違いますけども、原発を選択しない生き方ということも、人生を考えていくうえで大事かなと。これは子孫に愁いを残さないためですね。

外科医であり、施設ホスピス医であった私が、なぜ今、在宅ホスピス医として働いているのか、また、地域の中でホスピスケアを展開していくために必要なチームの在り方などについてお話してきました。つまり、二四時間対応の医療や看護があり、生活を支える介護があり、また顔と顔を合わせたチームケアが出来れば、最期まで家にいたいと願う人々の思いに、かなり応えられる、ということです。

また、患者さんやご家族が在宅で最期を迎えることの意味についても、お話してきました。在宅での看取りをされたご家族が「ケアの木」という在宅遺族会を通して繋がり合い、また、それらご遺族が、ボランティアとしてケアタウン小平に参加してくださり、新しいケアの担い手として、繋がり合っていることもお話しました。

地域がホスピスケアという共通理念の下に繋がり合い、お互いの結びつきが希薄になってきていた地域社会が、ケアによって結ばれた新しい地域社会として生まれ変わる可能性が高まってきたのです。

ところが、病院医療現場では、適切な情報を伝えられない患者さんやその家族の皆さんが、あいまいな説明や、あいまいな希望に翻弄され、結果的に、納得のいかない人生を生きざるを得ない場合も少なくありません。適切な情報が得られれば、どう生きるかを考えやすくなります。治療法があるから、そのどれかを選択しなければならないということはないのです。状況をよく理解すれば、治療を選択しない生き方も可能ですし、その方が、自分らしく納得しながら生きることが出来る場合もあるのです。

地域で最期まで生きていきたいと考える人々の期待に応えるケアモデルは、今までお話してきましたように、いまだ不十分ですができました。しかし、それらケアを受けながら生きていくための病院医療現場での基本情報が少ないために、その思いを果たせない人々がいます。皆さん、ぜひご自分の人生を納得できるようなものにするために、悪い情報も含め、自ら必要な情報を医療側に求めていきましょう。

最後に、ケアタウン小平のようなケアモデルが、全国各地で展開され、多くの人々の希望が叶えられることを願いたいと思います。

提言

ホスピスケアからコミュニティケアへ

調和の取れた福祉と医療が作りだす
安心高齢社会の都市型ケアタウンモデル事業構想

山崎章郎

（二〇〇三年）

はじめに

アメリカの精神科医エリザベス・キュブラー・ロスの著書「死ぬ瞬間」（読売新聞社）を通してターミナルケアに関心を持ち、一般医療現場で末期癌患者を対象にした医療・ケアに取り組むようになって二〇年がたった。また、その途中から一般医療現場での癌末期患者に対するターミナルケアには限界があることを痛感し、その解決をホスピスに求め、現在の聖ヨハネホスピスに転身してからあしかけ一二年が経過した。

そして、そのホスピスケアに携わる経過の中で主に癌末期患者とエイズの末期患者をそのケアの対象とした現在の我が国に於けるホスピス（厚生労働省の設置基準を満たしたホスピスは緩和ケア病棟とも呼称される。したがって今後本稿の中で使用するホスピスは＝緩和ケア病棟をも意味している）が持つ後述するような問題点も強く自覚するようになってきた。

二〇〇二年九月現在、ホスピスは全国で一〇七施設、二〇一七病床あり、年間の癌死者約三〇万人の約三パーセントがそれら施設でケアを受けていると予測される。したがって、現状ではホスピスの数はまだまだ少ないと言える。しかし、現状のままのホスピスが今後飛躍的に増加して、癌末期患者の入院先が増えたとしても、ホスピスが現在持っている問題が解決されるわけではない。そこでホスピスの現在の問題を明らかにするとともに、その解決の一つとして従来のホスピスケアの在り方を乗り越える新しいケアの在り方（コミュニティケア）について論を展開したい。

提言要約

現状の緩和ケア病棟が今後飛躍的に増加して、癌末期患者の入院先が増えたとしても、現在のホスピスに課された大きな問題が解決されるわけではない。そこで、ホスピスが抱えている現在の問題を明らかにし、その解決の一つとして、従来のホスピスケアの在り方を乗り越える新しいケアの在り方（コミュニティケア）について述べてみたい。

ホスピスケアの基本は

癌末期患者を主なケアの対象にしたホスピスケアの基本は次のようなものになる。

ア．病状の進行に伴って出現する身体的苦痛症状の軽減。
イ．病状の進行に伴って低下した日常活動の支援。
ウ．癌末期という深刻な状況にいる患者の家族が直面する諸問題に対する支援。
エ．不治の可能性が高いこと、また死に直面していることやア、イ、ウ、などの状況下によって引き起こされる患者および家族の精神・心理的苦悩およびスピリチュアルペイン（存在する意味を見失った時に感じる苦悩など）に対する適切な支援、また同状況下で起きてくる失職や経済的苦境などの社会的苦悩に対する支援。
オ．以上のアからエまでの諸課題を様々な専門家やボランティアがチームを組み支援する。

ホスピスケアの目標は

いかなる状況下でも可能な限り不治の状態にある末期癌患者の人間としての尊厳や権利を守ることであり、患者が自ら考える尊厳の中で人生を送ることが出来るようにチームとして支援することである。また死を間近に控えた患者の家族が直面する諸問題に対しても可能な限り支援する事である。

ホスピスケアは誰のものなのか

上記の目標は、末期癌患者とその家族のためだけのものなのであろうか。否である。死の近さの有無に関係なく、高齢や障害によって自分の尊厳や権利を守ることが困難になっている人々にとっても、ホスピスケアは必要なのである。

ホスピスケアの問題点は

（1）医療保険制度の問題　現状のホスピスがその医療保険の制度上、殆ど末期癌患者のためだけに機能していることが問題なのである。

（2）在宅支援体制の問題　在宅でのホスピスケアを提供する支援体制が不十分な点である。仮に在宅ケアが成立したとしても、支援体制の力量不足で入院せざるを得ないこともある。

（3）ホスピス運営上の経済問題　医療保険制度上癌やエイズ以外の末期患者の入院ということになると、その医療費は出来高払いとなり、その患者の治療に要した検査や薬剤費が中心となる。症状コントロールを中心にした医療・看護と病状の進行によって低下した日常生活の支援、そしてまた、そのような状況における患者・家族の精神的支援などを行うホスピスでは、一般病棟における治療のように濃厚な検査や治療は行わないため、その請求できる医療費は低額となってしまう。結果的によりよいケアのために一般病棟よりも手厚い人員配置をしているホスピスは、経済的に行き詰まり運営できなくなってしまうだろう。現行の医療保険制度が改革されなければ、解決が困難である。

（4）ホスピスが病棟として位置付けられている問題　我が国のホスピスは、制度上、病院の一部である「緩和ケア病棟」として位置づけられていることである。ホスピスケアには医療も看護も必要とする。しかし、緩和ケア病棟設置基準に基づく医師や看護師を主体にした緩和ケア病棟の規格の中では、本来的なホスピスケアの提供には限界があると思われる。ホスピスケアの目標は、患者・家族の生活支援であり人生支援なのである。ホスピスは、生活の場であり病棟ではないのである。

ホスピスケアからコミュニティケアへ

我が国の従来の経過から、ホスピスケアという言葉が末期癌患者とその家族への支援というホスピスケアの狭義の意味合いで定着してしまい、その本来的な意味合いを表現するための適切な言葉ではなくなってしまった。そこで、ホスピスケアという言葉を、地域社会におけるケアを意味するコミュニティケアと言いかえた方が、より適切であるように思える。したがって、「コミュニティケアの目標は、いかなる状況下においても、心身の困難に直面しているあらゆる人々の尊厳や権利を可能な限り守ることであり、その人が考える尊厳の中で、可能な限りその人らしい人生を送ることが出来るように支援することである。また同時に、そのような人々の家族が直面する諸問題に対しても可能な限り支援する事である」となる。

＊本提言の全文は「暁交流基金ホームページ」の「ホスピス・コミュニティケアとは／山崎章郎の提言」の項に掲載されている。

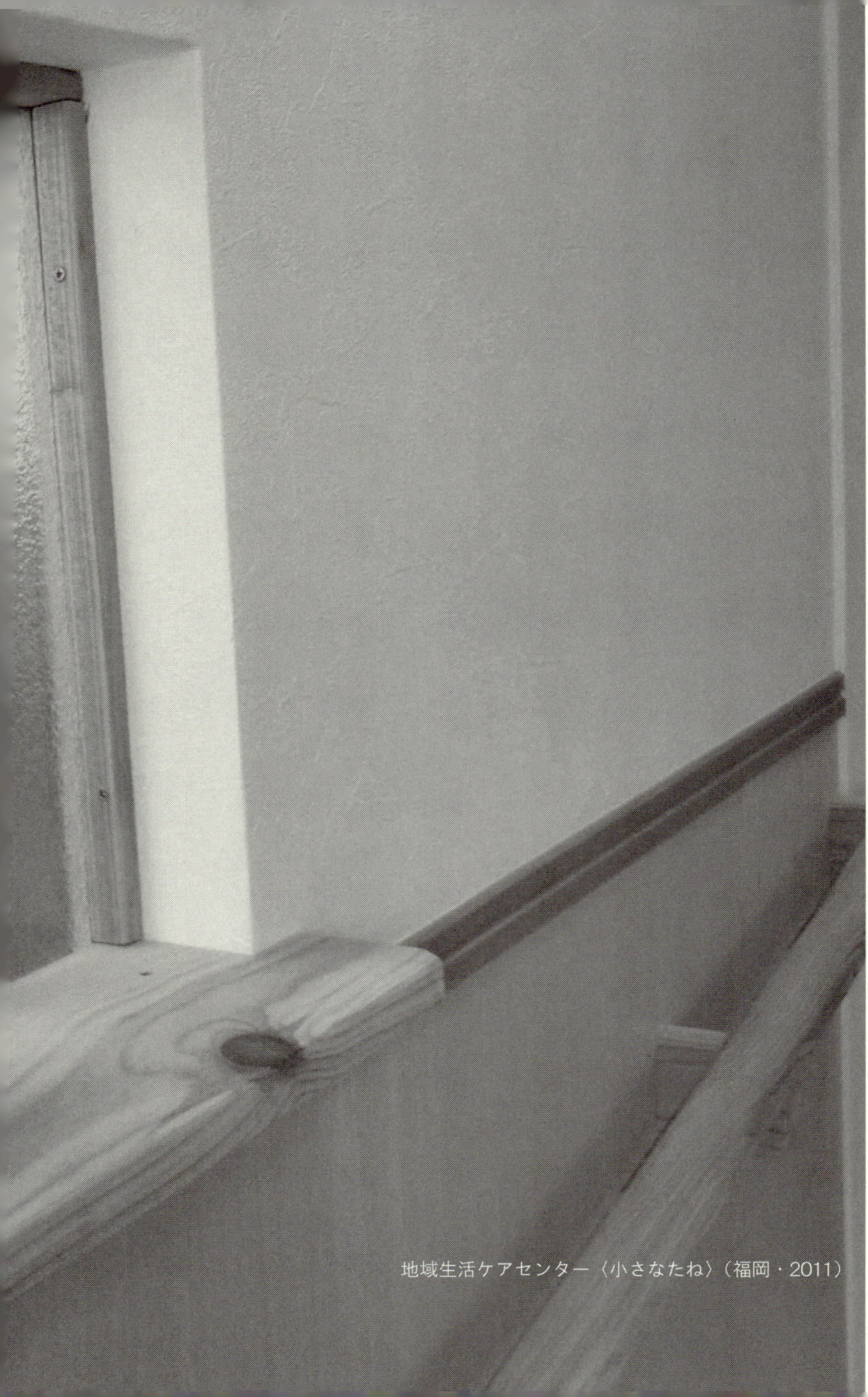

地域生活ケアセンター〈小さなたね〉（福岡・2011）

II　普通の暮らしを支える

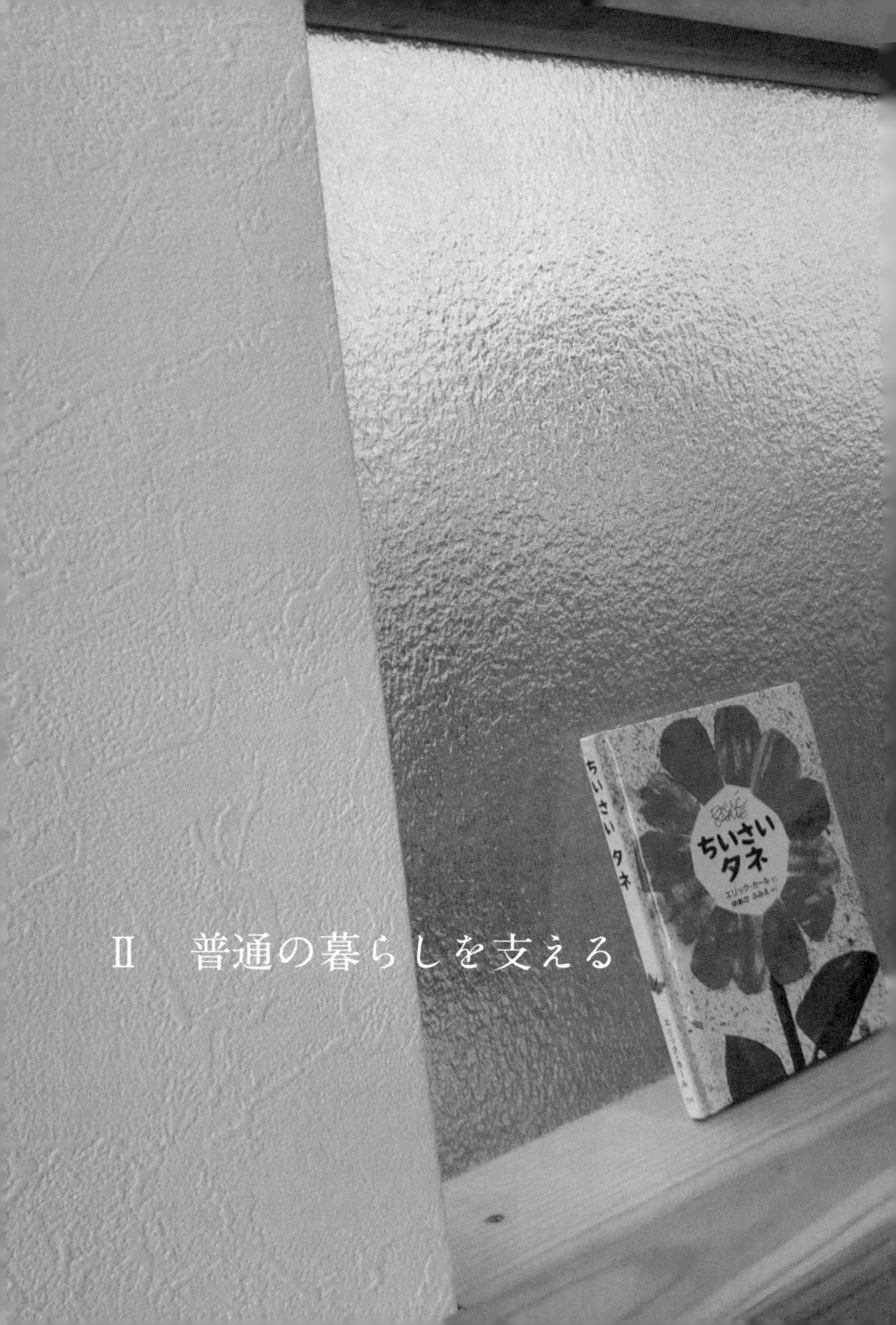

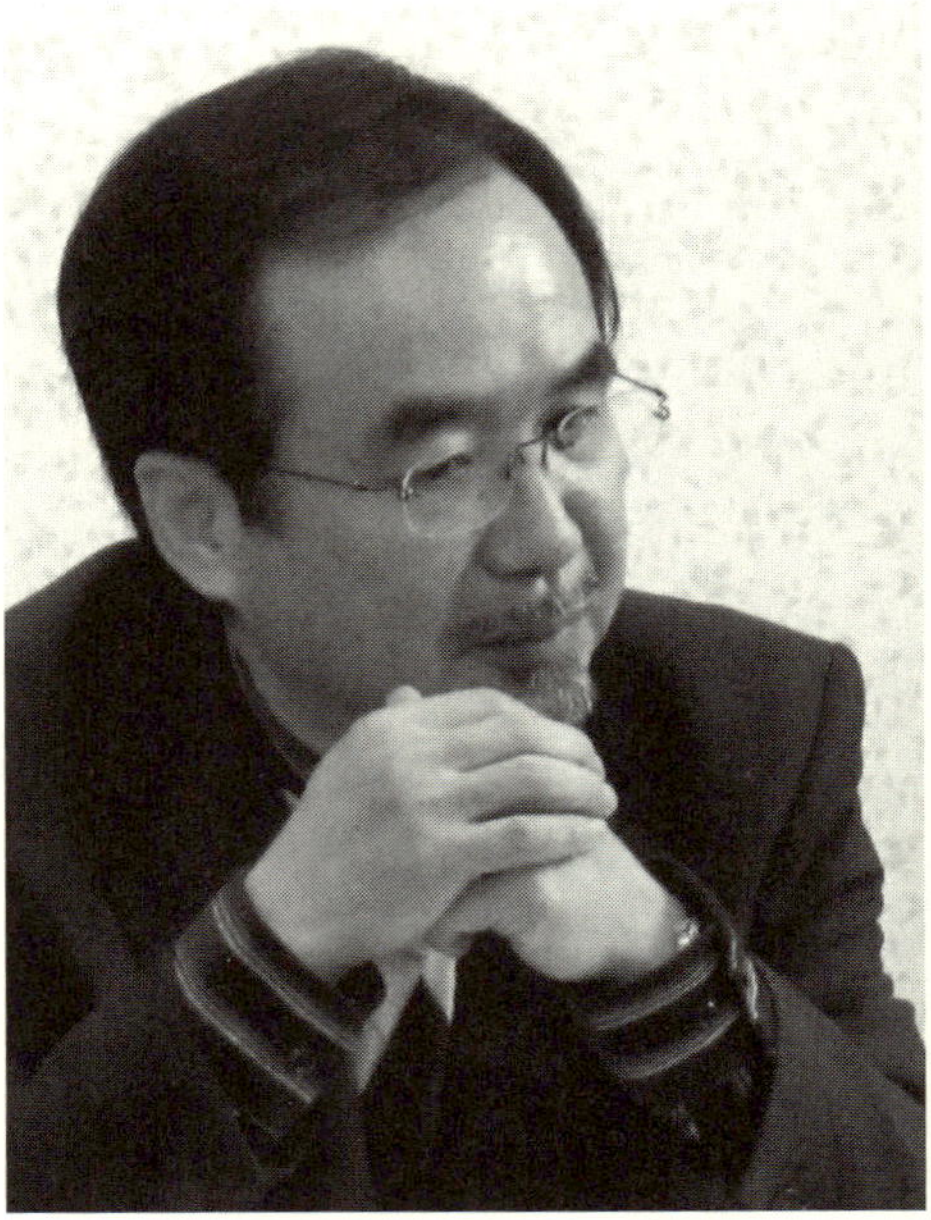

在宅医として、二十年考えてきたこと

二ノ坂保喜

一九九〇年に山崎章郎さんの『病院で死ぬということ』という本が多くの人に読まれていた頃、私も読みまして非常に感銘を受けました。

私は、二十年在宅をやっています。山崎さんの本を読んだ頃は、だいたい同じような経験を積んできた外科医でした。ですから非常に感銘をうけて、そして山崎さんは「だから僕はホスピスを目指す」というところに行かれたんですけれども、私はそこで「だから僕は在宅をやるんだ」と改めて感じたことを覚えています。

それで山崎さんより長く在宅をやっているということで、私自身の二十年、在宅ホスピスをやってきて考えたこと、学んだことを少しお話させていただきたいと思います。

1 「人は死ぬまで生きているのよ」

病気と一緒に生きている

「人は死ぬまで生きているのよ」

ある四〇代の女性の患者さんの言葉です。在宅で過ごして一カ月あまりだったでしょうか。卵巣がんによるがん性腹膜炎だった。いろいろ大変なことがありました。ある夜中に電話がかかってきて呼ばれました。

もうお腹がパンパンに張って苦しい。駆けつけてみたら、確かにパンパンで、テカテカに光っている状態だった。

どうしようか。腸が破れたのか、あるいはそれ以外の原因の腹膜炎をおこしたのか。また腸閉塞の状態になって腸がパンパンに張っているのか、わかりません。

病院と違って、すぐレントゲンやCTを撮ったりはできません。そこでどうしようか迷った末に、恐るおそる細い針を刺して、そこから何がでてくるかを見ました。少しずつ少しずつ引いていったら、最初、空気がたくさん出たんです。空気だけでは腸の中か外かがわからない。そのうち二〇〇〇CCくらい空気をゆっくりゆっくり吸っていったら膿が出てきたんですね。これは腸の中じゃなくて、腹膜炎だっていうことが判って、それから針をしっかり引いて……それからが大変でした。

普通、腹膜炎だったら、外科的に、つまり手術などで根本の原因を取り除かないと治らない。でもそういうことができない状態。どうしようかと思いました。

「家で診ますか、病院に戻りますか」って訊きました。病院に戻ったら何らかの対応ができるかもしれないと。ところが、彼女は「戻らない、絶対に戻らない」といいました。そのときに彼女が言ったんです。「人は死ぬまで生きているのよ。でも、あの病院では、がんの末期だということで、治る病気も治療してくれない」って。つまりがんの末期状態だから、腹膜炎の治療をしても、いずれがんで亡くなる、だから治すことのできる腹膜炎の治療もしない、ということなのでしょう。これは恐らくたくさんのがん患者さんたちが感じていることだと思われます。ときとして私たちもそういう気持ちにふっとなることがあります。でも、がんだから、末期だからといっても、治る病気、治せる病気になる場合もたくさんあるでしょう。がんを持っている人でも、普通の人と同じように、風邪を引いたり、お腹をこわしたりします。普通の人と同じように、毎日を元気で過ごしたいのです。当たり前のことです。

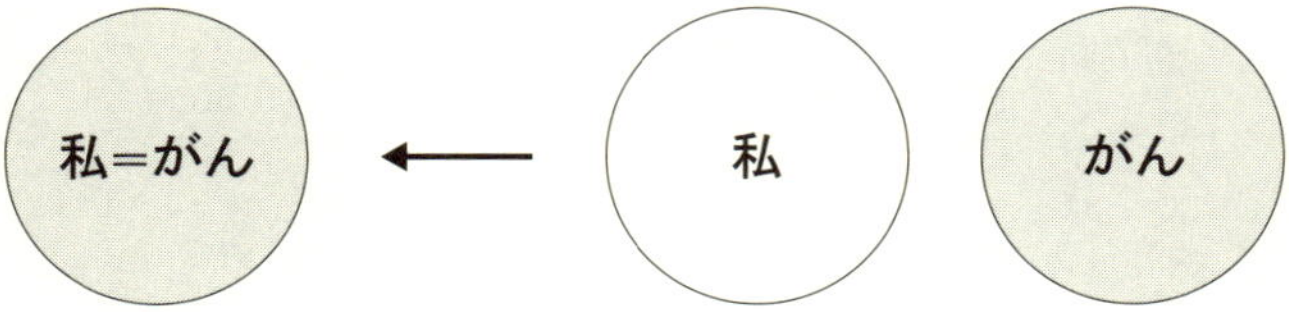

［日本語］ **私**は、**がん**です。／**私＝がん**

図1

「私はがんももっている」

「私はがんです」と日本語ではいいますよね。日本語では「私」と「がん」があって、「私ががん」になってしまう。そうすると、「私＝がん」になっちゃう。そう言ったときに、本人も、医療者も、「その人はがんなんだ」と、いきなり向こう側の世界に追いやってしまうんです。それがさっき言った、がんだから治る病気も治そうとしない、ということにつながってしまう。

ところが英語でいうと「I have a cancer.」とか「I have cancer.」とか言いますが「私ががんを持っている」、「私ががんを持っている人間だ」ということなんです。私の全てががんではなくて、がんは私の持っている病気

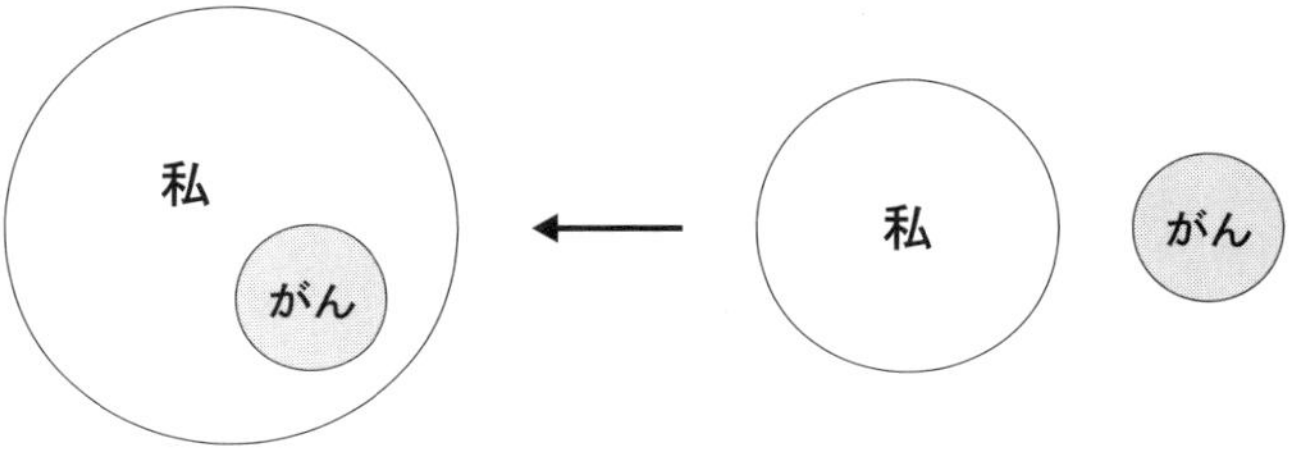

［英　語］I have a cancer.／私＞がん

図 2

の一つだと。病気として持っているけれども、私の存在の全てががんではない。これはとても大事なことだと思うんです。私たちが患者さんを診るときに、この人はがんだ、だからもう何をしても一緒だとみるのと、この人はがんを持っているけれども、白内障の手術はできる、歯の治療をして、よりよい生活ができる、つまり、普通の生活を最期まで維持することができるわけです。さらにいうと、その人の人生に思いを馳せると、彼、彼女には、若い頃の思い出があり、夫婦の思い出がある。そういう大切な人生を持っている人なんだというふうにみるかどうか。これはとっても大きな違いだなというふうに感じています。

これ［次頁］は、おばあちゃんが若い頃の写真を手に持っているところです。現在の顔は出していませんけれども、このおばあちゃんの昔の古い写真です。終戦直後ぐらいの写真だと思います。この方はちょっと認知症がすすんでいるんですが、オリンピック選手になるぐらい走りは早かったし、美人だったということが自慢のようです。知ってほしいのは、この写真の人と、おばあちゃんは同じ人だということなんです。その人の人生の若い頃と現在というだけのことで、同じ人間なんです。彼女の中にはこの若い頃の自分が入っているんですね。これはとっても大切なことだと思います。相手を、歴史と人格をもった一人の人間としてとらえるという意味で。

これは［次頁］、あるひとり暮らしのお年寄りのがん患者さんの在宅ケアを引き受けて、彼のアパートに行ってみたときに見せてもらったノートです。部屋はひどく汚れていました。ご飯も食べ残しがあり、煙草の吸殻や飲みかけのお茶があったりします。ひとり暮らしで病気になると、さもありなん、という感じもします。ところが、ノートを見せていただくと……ちょうどこれは震災が起こった後だったんですが「炊き出し」といった文字が見えますね。これは彼が毎日、新聞記事の見出しと写真を切り抜いて、記事を全部書き写しているんですね。自分が興味をもった新聞記事を丁寧にノートに書き留めているんです。彼が、役所に勤めていた現役時代からやっていた習慣だそう

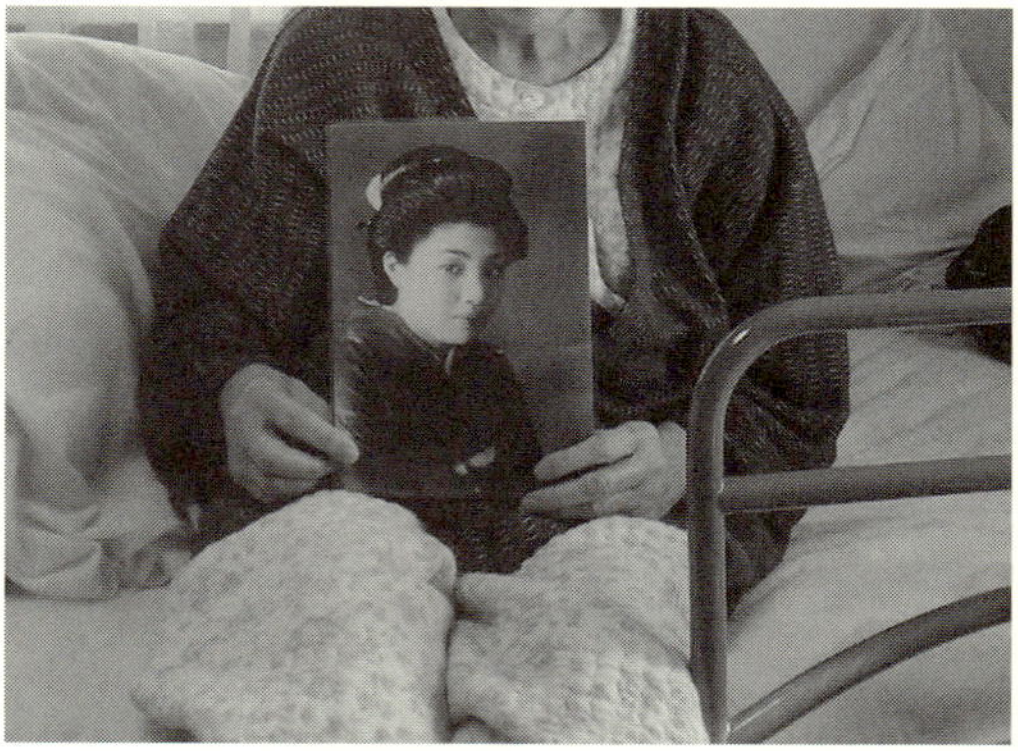

「私がきれいだった頃」

で、このノートが何冊もあります。ひとり暮らしでがんになって、食事の片付けもできず、畳に煙草を落とす、点滴をしたら引っこ抜く、夜中におしっこを漏らしてしまう。そういうふうに見える方だったんですけれども、新聞記事を毎日書き写すという仕事も、この人にとってとっても大切な人生の仕事のひとつだったと思います。彼にとっては、自分が社会に目を向け続けるひとつの証であったのかもしれません。世の中とつながっている接点だったのかも知れませんね。亡くなる一カ月前くらいまで続けていたようです。

認知症のおじいちゃんに奥さんがご飯を食べさせても、食べたものをボロボロ、ボロボロこぼすし、美味しいとも何とも言わないです。でも奥さんは、黙ってにこやかに食事の介助をしている。二人の間には見えないけれど結婚してからの、あるいは知り合ってからの二人の生活とか人生があるんですよね。それが二人の中にはあるから、

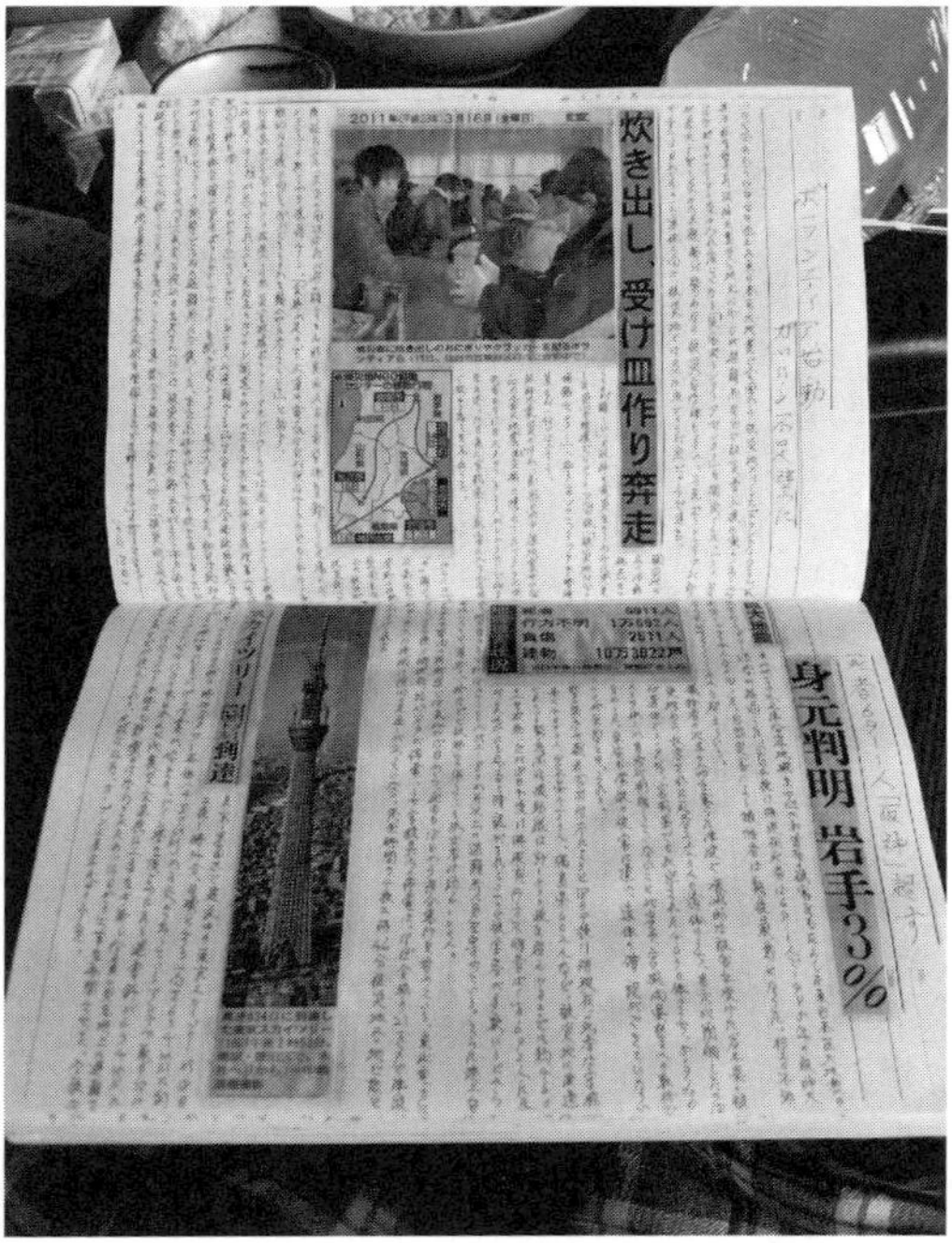

亡くなる１カ月程前まで続けていた。

ボロボロこぼしても食べさせる、あるいは排泄の世話をする、そういうことができるんです。

こんなふうにして、「病気」を持ちながらも、自分自身の生活や人生を生きる人をサポートするのがホスピスの思想であり、ホスピスの役割なんだと思います。そして、それができるのはその人の人生を過ごしてきた、あるいは家族で過ごしてきた家、在宅なんだ、と思うんです。

在宅ホスピスの仲間たち

私は在宅をやってきて、いろんな患者さんや家族の方と出会うことに喜びを感じています。こういった患者さんや家族との出会いはもちろんですが、もうひとつありがたいのは、在宅ホスピスを一緒に担う仲間たちとの出会いです。志を同じくして、患者さんにケアを提供する仲間たちです。山崎さんの言葉で言えば「チーム」ということになります。

それは医師と看護師だけの専門的で固定的なチームではなくて、医療チーム、生活チーム、それからボランティアを含めた地域の人たちが、いろんなかたちで関わる、それは患者さんの病状や住む地域、自分たちの力量に応じて流動的なことが特徴です。これからのケアはこういう方向が、いいんじゃないかと考えています。

▼訪問看護師が要

なかでも、訪問看護師が、やはり在宅ホスピスの要であると思っています。信頼できる訪問看護師の条件として、二四時間対応は当然のことだと僕は思っています。驚くことに、なかには二四時間対応しないステーションがあるんです。僕はいつも、二四時間対応しないステーションはステーションではないと言っています。

それからしっかりした看護技術を持っていること。これは当たり前のことですね。とはいえ、スタッフが全員、きちんとした看護技術をもっているかというと、なかなかそうはいかない。一人ひとりの看護師によって、経験や知識技術の差があるのは当然ですが、お互いがそれを学び合っているか、高め合っているかが大切。

それから思いやりのあるケアができるということ。

この三点がステーションへの評価ですね。これは、私の主観的な判断のように思われますが、実際には患者さんや家族がよく見ている。いのちの最期と向き合っている患者、その患者と正面から向き合っている家族。真剣勝負です。ケアを提供する医師や看護師がいい加減では、すぐに見抜かれてしまいます。思いやりはまた、確かな技術に裏打ちされて初めて実践できる、ということもできます。ともかく、親身になって患者、家族に思いを馳せることですね。

訪問看護師は時に二人で行く場合もありますが、患者さんのお宅に一人で行く場合には一人でケアをやるわけですから、なかには手を抜いたり、ごまかそうと思えばごまかしたりすることができる場面もあります。でもそうではなくて、ごまかしがなくて、裏表のない、誠実でしっかりしたケアをやってもらわないといけないと。不思議なもので、長年在宅をやっていると、報告書や報告の態度、電話の声を聞いただけで、ごまかしがわかるようになります。

▼生活支援チーム、友人知人、ボランティア

それから、もうひとつは生活支援チームの大切さです。

先ほど、ひとり暮らしの患者さんで、ノートに新聞記事を書き写していた方のことをお話ししたけれど、彼はずっとお風呂を嫌がっていたんです。

かなり衰弱して、もうガリガリでした。自分の考えをしっかり持っていたので、それまでお風呂をとても嫌がっていた。人にそんな裸を見せたくないということだったんですけれども、何とかお風呂に入ってもらおうと何回も何回も説得して、半分強制的に「うん」と言わせてお風呂に入れました。三人から四人のスタッフ（看護師とヘルパー）がきて、手際よく風呂を組み立て、お湯を入れて、患者を抱えてお風呂に入れる。これもまた手際よく体を洗って、拭いてくれます。大変だけど、ありがたい仕事です。彼もほとんど目をつぶって入れてもらっていましたが、後で「気持ちよかった」と言っていました。

お風呂だけでなく、ヘルパーたちが部屋の掃除、買い物から食事の支度、時には食事の介助もしてくれました。彼ら、彼女らの働きがなかったら、彼の最期の生活は自宅では不可能でした。

それからこの方は煙草が好きだったんですね。あんまり煙草はよくないですけれども、今更っていうのも悪いけど、もうこの人にとっては一日一本か二本、煙草を吸うことが、たのしみ。一服で終わるんですけれどね。だからボランティアさんがついているときだけ、あるいはヘルパーさんがついているときだけは煙草を吸っていいですよということでやっていました。

患者さんの友人が手伝ってくれることもあります。子宮がんの母親を父（夫）と娘でお世話している家族があったのですが、介護力が足りない。ご主人は持病があって、娘さんも責任ある仕事についていて、なかなか早く帰れない。どうしたらいいだろうと思いながら在宅ホスピスがはじまったんですが、色んな人たちが助けてくれました。それまでの職場の友人たちや近所の方たちが協力者として集まってくれて、看護師やヘルパーの経験者が中心になってシフトを組んで、ケアにあたってくれました。彼女は自宅で二カ月を過ごして亡くなりました。遠くの親戚より近くの他人、と言います。ここでは文字通り親類縁者に加えて近くの他人も協力した、ということです。

このお宅では、時々音楽会（宴会でしょうか?）みたいな催しも企画されて、私たちもオカリナを吹いたり、義理の弟さんがウクレレを弾いたり……にぎやかな介護生活でしたね。お母さんも、うれしそうにベッドからそれを眺めてました。ただ、せっかくなら、これは彼女だけのことじゃなくいつも思うことなのですが、もうちょっとはやく、元気なうちに家に帰れたらもっといいのに、そうしたらもっと充実した、意味のある終末期の時間を、自宅で家族とともに過ごせたと思うのですが――。
この方が、亡くなられた日の仮通夜では私も呼ばれまして、ベッドのまわりにみんながいつものように集まってにぎやかに食事をしました。私はオカリナで「千の風になって」を彼女のために吹きました。

▼ボランティアの仕事

当院のボランティアの役割を少しご紹介します。ここではくわしくはお話しできませんが、第一にあげたいのが「デイホスピス」です。がんやその他の病気で在宅で過ごす方に、昼間だけでも人々と交流したり、家族がゆっくりする時間を作る、さらには同じ病気の方たちが時に集まる、そんな場を提供するのが目的です。月に二回だけ、ボランティアベースでやっています。つまり参加費は無料、お世話をするのはボランティア、ということです。患者さんにクリニックに来ていただいて、一緒に食事をしたりおしゃべりしたり。その他にも、音楽演奏を楽しんだり、一緒に歌ったり、日本舞踊を鑑賞することもありました。春には、みんなで一緒に花見にも行きました。中には、若い男性のがん末期患者さん同士がここで出会って、初めてお互いの

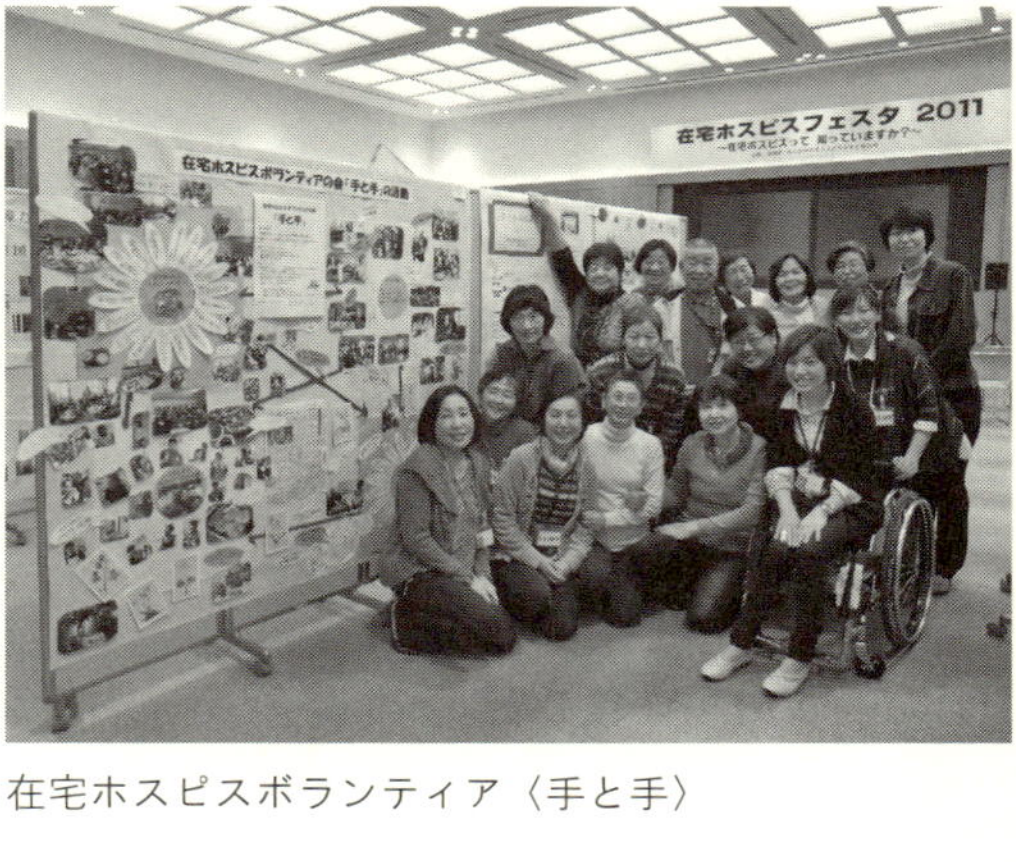

在宅ホスピスボランティア〈手と手〉

苦しい胸の内をわかり合うことができた、という出会いもありました。二人とも一度きりの参加でしたが。

「聞き書き」というのもやっています。患者さんの話を丁寧に聞き取って、それを文章にして残すという、根気のいる仕事です。でもこれはとても有意義なことで、ただたんにたとえば見守りに家を訪ねるとか、留守番に行くとかいうだけではなくって、そのときに患者さんの昔のことをできるだけ話していただくようにする。そうすると、不思議なものですね。昔のことはよく覚えているし、それから自分がいろいろ楽しかったこと、自分がとても人生でイキイキしていた頃のことをよく覚えています。そういうことを話すことによって、また本人がいま現在ここで生きているということがすごく意味のあることに思えてくるようなんです。そういう聞き書きをやって冊子を作ったりするということをやっています。

ボランティアは医療者の手伝いだとか隙間を埋める仕事ではなく、患者さんや家族の方たちが人間らしく、その人らしく生活をより豊かに暮らすことを支えることが役割だと思います。ボランティアとか家族とかそれぞれに、大きな役割を果たしているんだと思うんです。そういう生活のいろんな面を支える、いろんな職種の、いろんな人たちがあって、在宅でのホスピスケアが成り立つということです。

これが在宅ホスピスの仲間のひとつ、ボランティアの人たちです。

全国のネットワーク

それから、全国各地へ行きますといろんな人たちがいて、この頃とても楽しいなと思います。

▼宮城「穂波の郷クリニック」

これ［下］は宮城県の大崎市にある「穂波の郷クリニック」です。病院なんですよ、クリニックなんですけど、クリニックにはみえません。庭に干し柿と、こっち玉ねぎですか（笑）が下げてあります。

木曜日の午後に訪ねて行ったんですけども、彼らが何をしていたかというと、秋田出身の院長の実家から送ってもらったお米できりたんぽを作って、亡くなった患者さんのお宅や、がんで終末期を過ごす患者さんのお宅を回っているんです。一緒にお宅を訪問したときの、患者さん、家族の喜ぶ笑顔を拝見して、地道に素晴らしいことをなさっている、と実感しました。地域のなかで自分たちがどういう役割を果たし、どう地域の人たちと一緒にやっていくのかということを考えて実践しているところだなと思っています。

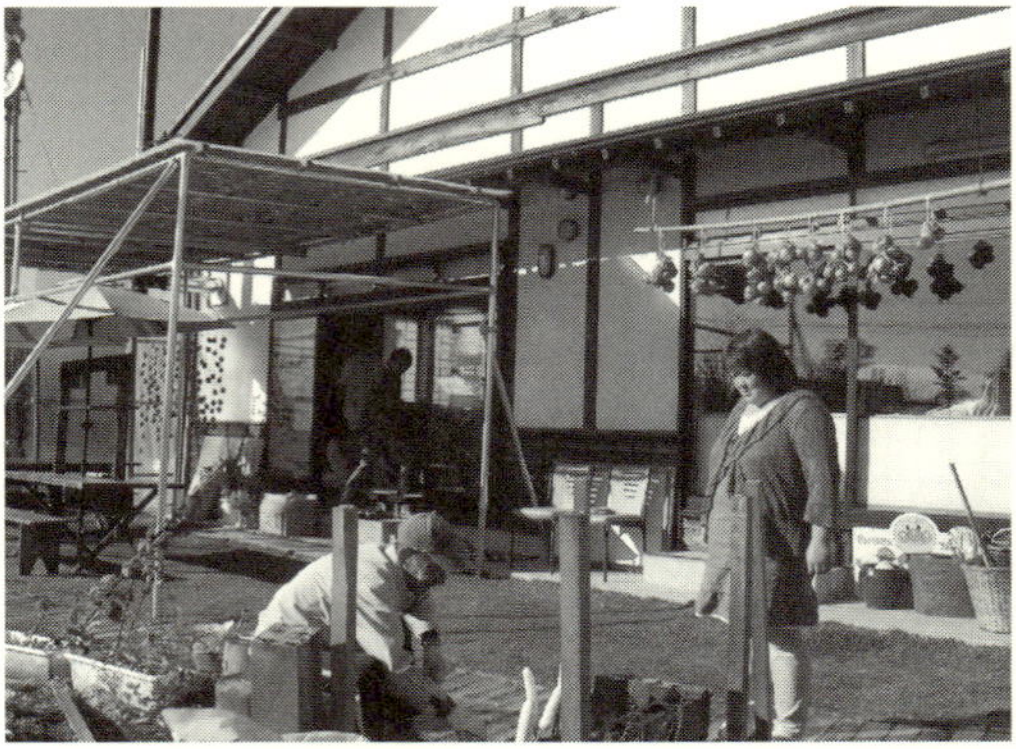
庭に干し柿。瓦屋根のクリニック（宮城・穂波の郷）

おまけに夜はダンス講習会まであって。これにもコミュニティ緩和ケアの極意が秘められているのですが、それはここではご紹介しません。くわしいことはまたいつか「穂波の郷」のみなさんに聞いて下さい。何故ここでダンスパーティーなのか?ということですね。

▼静岡「錦野クリニック」

静岡県藤枝市にある「錦野クリニック」の二〇周年記念パーティーも印象的でした。一八〇人の人たちが集まってパーティーや講演会、演奏会がありました。錦野先生（院長）が、お孫さんと一緒に、二〇周年のクリニックのバースデーケーキのろうそくを吹き消していました。嬉しかったのは、患者さんたちや遺族の方たちがたくさん参加されていたことです。医師会や行政のお偉いさんばかりでなく。錦野クリニックのこれまでの歩み、地域の中で築いてきた信頼を見る思いでした。

昨年一年間だけでも各地の活動と出会うことができました。このように、本当に地域の中でこつこつと実績を積み重ねてやっているところが全国にたくさんある。このような全国の様々な在宅ホスピスをとおして、僕は本当に勉強させてもらっています。そ

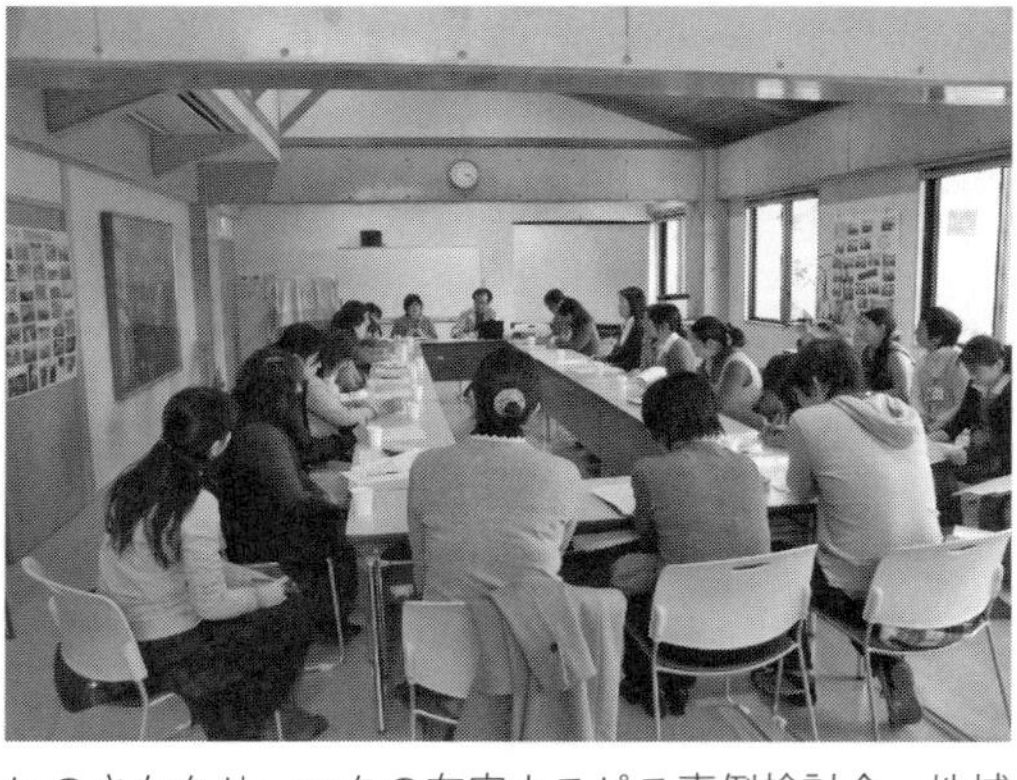

にのさかクリニックの在宅ホスピス事例検討会。地域の訪問看護ステーション、介護関係者と経験を共有。

ういうところと繋がりをもっていけるといいなと。そういう仲間がいるということが、やっぱり私自身の支えにもなっていると感じています。

2 コミュニティ緩和ケアの実際

衝撃を受けたインド・ケララ州

そして、在宅ホスピスの仲間は、海外に飛びます。インド、ケララ州です。ここで生きる人たちに出会ったことは、本当に大きかったですね。

▼国際ワークショップ「緩和ケアにおけるコミュニティ参加」

二〇〇四年に、このケララ州でひらかれた緩和ケアにかんする国際ワークショップに参加しました。そこで実に大きな衝撃を受けました。短期間の滞在でしたが、インド各地、および世界中から集まった人たちが、ケララの経験に学ぼうとしていました。会場は山の中の小さな町ですけれども、大きなホールでいろんなことを勉強しました。実際にケララ州の貧しい山間地域のクリニックと患者さん宅を訪問し、インド国内で活躍するNGOの話を聞いて、目を開かれました。

インド全体でいうと、状況はずいぶん異なります。世界四〇カ国の終末期ケアのランキングをつける『死の質について *Quality of Death*』という英語の冊子があるのですが、この中でインドはどの観点からみてもかなり低いランクに入っています。一位はイギリス。ちなみに日本は二三位。ただし医療費や医療の受けやすさという項目では二位です。その基準が本当にそれでよいのかということもありますが、総じてインドは低い。けれども、ケララ州に関してはちょっと違うぞということがこの冊子にも書いてあります。

そのなかからほんの一部を紹介します。

「インドは全ての項目の評価項目で最低にランクされるが、ケララ州は希望の道しるべとして抜きんでている」と書かれています。人口はインド全体の三パーセント、十億人の三パーセントですから、それだけでも三千万人になります。

その三パーセントのケララ州が、インド全体の緩和ケアサービスの三分の二を提供しているということでした。その根本にはケララ州政府が緩和ケア政策を立案し、それからコミュニティの緩和ケア活動に資金提供をしているということがある。つまり住民の自発的な活動に、政府が資金を提供している、という訳です。それからこれからの日本の手本となるもうひとつの点として注目すべきは、緩和ケアの定義をずっと拡げていって、がんだけではなくて長期慢性疾患の患者、精神障害の患者さんまで緩和ケアの対象としたというのがずっと二頁にわたって書かれています。

貧しくても健康であれる

いろいろな指標をアメリカと比べてみると、ケララ州のGNPはアメリカの百分の一程度です［表1］。しかし住民の健康面はアメリカと遜色ない内容が保たれています。百分の一しか収入はないですけれども、乳児の死亡率は出生一〇〇〇に対してインドの平均六一、ケララは一一。アメリカの白人が五・七、黒人が一四。アメリカの黒人よりは乳児死亡率は低いと。いい状態ということですね。平均余命もあまり変わりません。

この背景になるものの一つは識字率。インドの平均が男性七六パーセント、女性が五四パーセントなのに対して、男女とも九割というケララ州の識字率の高さがこの根本にあるといえます。お金は無いけれどもしっかりみんなが社会的な意識を持っている、教育が普及しているということがこの地域の利点になっているということです。

なぜこのような健康な地域ができたのかということについては、いくつかの要因が挙げられています。

表1　ケララ州と米国の比較

	ケララ州	USA
GNP	$380	$34100
乳児死亡率	11 （インド平均 61）	白人（5.7）黒人 (14.0)
平均余命	男（69）女（74） インド平均　男（58.5）女（59.6）	白人　男（75.0）女（80.2） 黒人　男（68.6）女（75.5）
識字率	男（94.2）女（87.9） インド平均　男（76）女（54）	96

1　農地解放が戦後いち早く行われた
2　最低賃金制度が確立している
3　教育の重視。特に現地語の重視
4　プライマリーヘルスケアの充実
5　栄養の重視・食料補助の政策（配給店の展開）
6　市民のボランティア精神と地域共同体意識
7　NGOと政府の協働

これだけみると、ちょっと上からの改革みたいに見えないこともないですが、実際にはそうではなくて、政府が政策を立案するけれども、コミュニティでNGOが実践を行う。インドやバングラでは、政府や資本の力がまだ不十分ですが、その分市民活動、NGOの活動分野がかなり広く、社会的役割が大きいのです。そのNGOを中心としたコミュニティの緩和ケアがなされているんです。

地域が支える緩和ケア

インドでは、日本のような国民皆保険などは望むべくもありませんから、貧しくて病院にかかれない人がたくさんいます。がんが発見される場合は、すでにかなり進んだ状態であることが多いんですね。診断時からすぐ緩和ケアを必要とすることも多くなります。

▼NGO「痛みと緩和ケア協会」とボランティア

ケララ州では緩和ケアセンターやクリニックなどをNGO団体が運営していました。州の北部、約一二〇〇万人をカバーする活動の主体となっているのは「痛みと緩和ケア協会 Pain and palliative care society」というNGOです。カリカット大学という大学の一棟を借りて「緩和ケアセンター」をひらいていました［次頁］。この場所と建物は大学が提供してるんですが、運営にかかる資金や医者や看護師の給与は全部このNGOが出すという仕組みです。資金の調達はスタッフの仕事ですが、資金は大きな企業の寄附というより、住民の少額の募金活動が主だそうです。政府や公的な施設でなく、NGOが緩和ケアセンターを運営するなんて日本では考えられないことですけれど、そういうことが行われているんですね。

このNGOは、州内にサテライトクリニックをつくって、地域住民と協力体制を築いていています。

ボランティアの役割は、実際的な患者のケアから活動資金の調達、コミュニティワーカーの教育や緩和ケアへの地域の理解を深める啓発活動ですとか、実に多岐にわたっていました。州全体で三千人のボランティアが活動していて、毎月二百人が研修をうけて実際の現場に出て行くそうです。参加者は、女性や学生、退職した人やバスの運転手さんなど様々です。

この緩和ケアセンターを訪問したときは、ボランティアが患者さんの痛みの訴えや生活歴などを聞き取って、その問診をもとに医師が診察していました。

緩和ケア病棟もあるのですが、その役割は在宅で症状コントロールができないときに入院し、そしてまた家に帰っていく、というものです。平均滞在日数が三日間。なぜ三日かというと、症状のコントロールができたらすぐ家に帰る。つまり家で過ごすことをサポートする、そのためのホスピス病棟です。日本のホスピスとだいぶ違いますよね。

でも家に帰っても世話のできる家族がいるとは限りませんし、働き手のお父さんが病気になってしまえば経済的に行き詰まってしまうということもある。そういうとき、地域のボランティアがコンタ

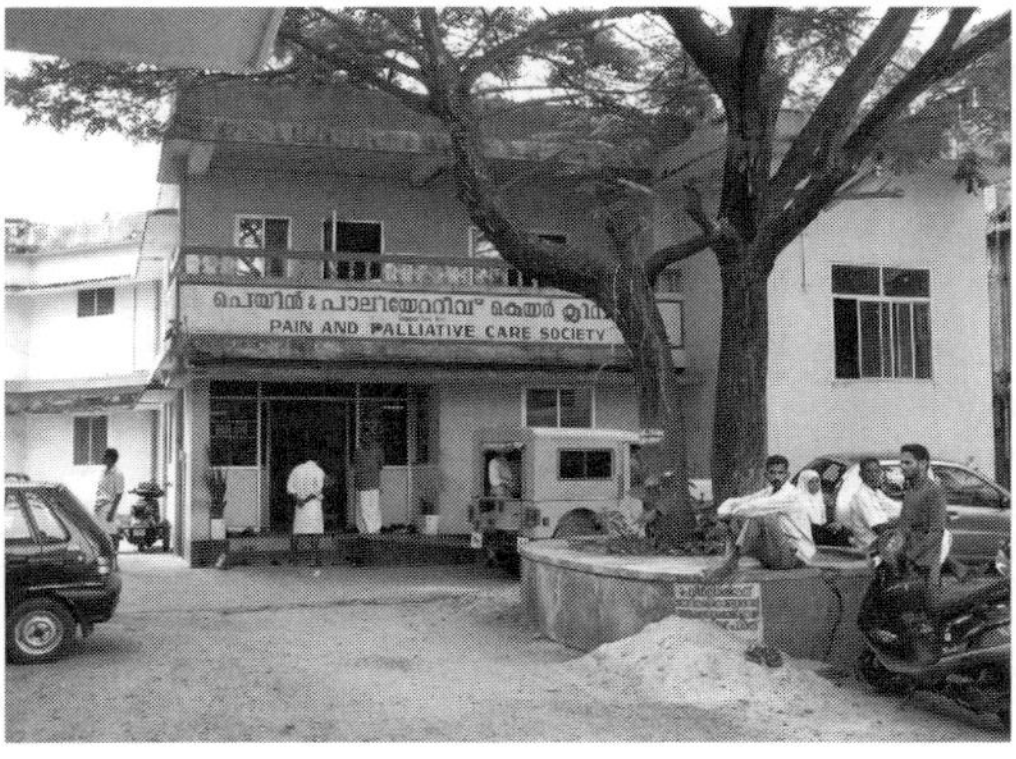

NGO〈痛みと緩和ケア協会〉

クトをとります。緩和ケアクリニックと連絡をとって痛みのコントロールができるようにしたり、地域の食料品店が協力して食糧を提供したり、奥さんが家でできる仕事を手配してくれたり——と生活全体をサポートしているわけです。

ケアの力

▼NNPC

こんなふうにケララ州では、ボランティアが非常に大きな役割を果たしていました。「NNPC（Neighborhood Network in Palliative Care）」という地域の緩和ケアのネットワークがあって、病気（不治の病）をもつ人の苦痛を緩和する努力に貢献したい人は、誰でもボランティアになれます。目的意識をもって訓練されたボランティアのネットワークがあるんですね。

ケララでは、人のもつ「ケアの力」に気づかされました。人間には本来ケアの力が備わっている。自分自身をケアする力（セルフケア）、家族のケアの力（ファミリーケア）、それに地域のケアの力（コミュニティケア）です。医療資源やシステムなどの少ないケララでは、人間が本来持っているケアの力が、存分に発揮される、という印象でした。日本では、そのような本来的なケアの力が、器械やシステムやお金などで覆い隠されている、そんな感じがしました。

コミュニティが緩和ケアに参加するということは、コミュニティが力をつけていくということ。構成員一人ひとりが力をもっていくということが、とても重要です。エンパワーメントですね。緩和ケアと長期ケア（人生の最期まで一貫したケア）は、コミュニティの生活の一環として、織り込まれるものであると考えられます。

コミュニティが、患者さんの世話ができるようにエンパワーする、力をつけていく。そして、緩和ケアにおける費用対効果の高い（コストエフェクティブな）方法を開発し、それをコミュニティ全体で共有して考えていこうということです。

▼デビット・ワーナー『医者のいないところで』

デビット・ワーナーさんという人の書いた『医者のいないところで *Where There is No Doctor*』という本があります。この本は世界中で聖書に次いで読まれているというぐらい、人々の大切なバイブルになっている本なんですけれども、医者のいない村でどのようにして人々が健康をつくり、健康を守っていくのかということについて、彼自身が村人とともに活動した経験をもとに書かれた本です。プライマリーケアのバイブルです。これは是非みなさん手にとって見ていただきたいんですが、そのなかにある一つの考え方を示しています［次頁］。

次頁の絵では、無知の穴の中に居る人に対して医者もしくはヘルスワーカーと思しき人が薬を与えている。この人の病気は治るわけですね。けれどもこの人は、薬を飲んだら下痢が治るということ、そしてそのためにはこの医師に頼らないといけないということを穴の中で学びます。そうすると、この次また下痢をしたときにはどうするか、もう一度この人に頼って薬をもらわないといけない。ですから、このやり方は結局、人が自由の喪失と依存に陥る対し方であると。

一方右の絵では穴の上の人は薬を与えたりしませんが、「ここに上がってこいよ」といって、自分たちと一緒に勉強して、下痢をしない生活の仕方、水の沸かし方、食べもののとり方、健康のつくり方を勉強しようとします。一緒に学びますから、人が自ら進んで自信と平等を求めて学ぼうとするのを支援するやり方ということになります。

医師は、システムや薬を開発することで、人が本来もっている「ケアの力」をかえって奪っているということもあるのではないか。私たち医師の役割は、人間がもっているケアの力を発見し、引き出し、育てていくことなのではないかと思います。

健康管理への二つの道

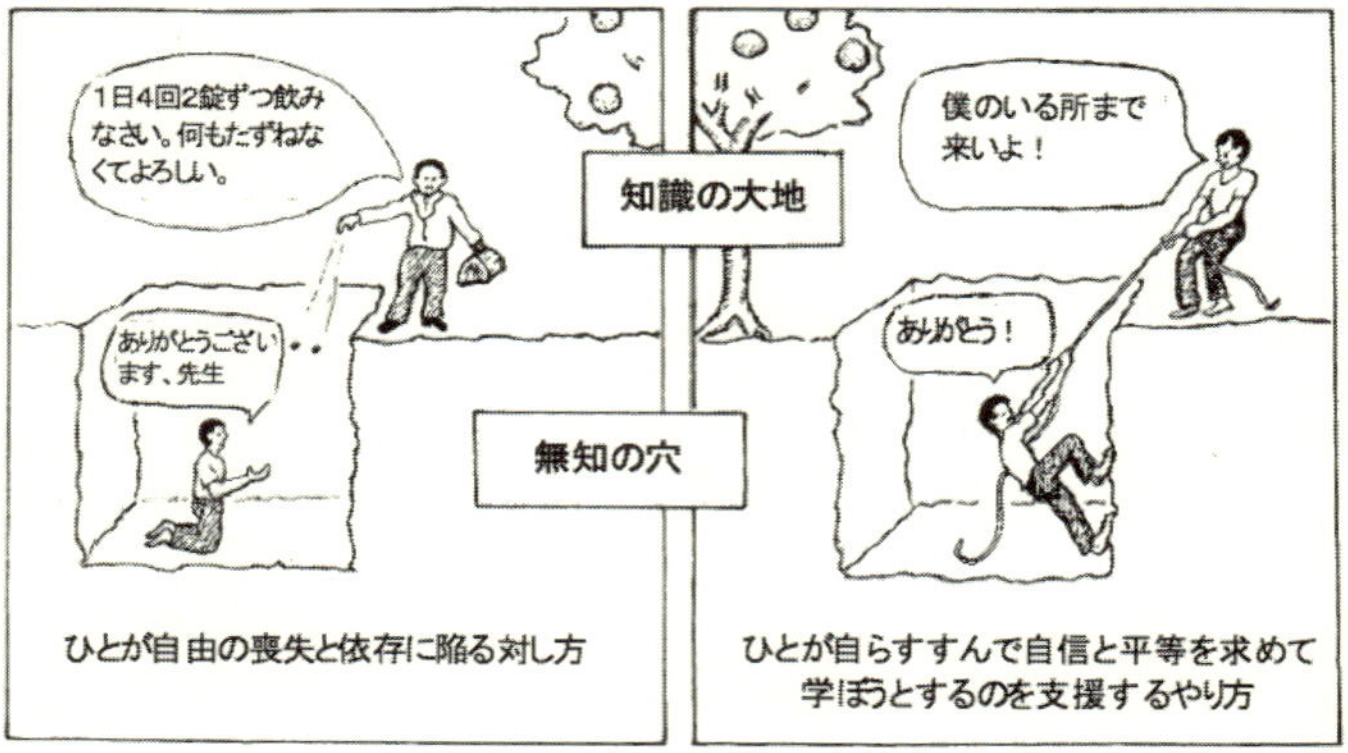

1日4回2錠ずつ飲みなさい。何もたずねなくてよろしい。
ありがとうございます、先生
知識の大地
無知の穴
僕のいる所まで来いよ！
ありがとう！
ひとが自由の喪失と依存に陥る対し方
ひとが自らすすんで自信と平等を求めて学ぼうとするのを支援するやり方

ケララのことは、話せば本当はもう三時間でも四時間でも話したいんですが、そうもいきません。そこで学んだことは、ひと言でいうと、こういうことでした。

経済格差は人間格差ではない

経済格差は人間格差ではない。

日本は豊かになって、私たちには少しお金の余裕があります。それぞれの家庭にもずいぶん余裕があるところも増えてきている。それで、いわゆる援助ができるんですね。「援助ができる」んですよ、してやってるんじゃなくて。

でもそれをときどき勘違いしている人がいて、日本人の方が人間が偉いから、あるいは人間的にいろんな経験をしているから指導してやるんだと思っている人がたくさんいます。でもね、私はこのときケララに行って思ったのは現地のNGOで働いている人たち、バングラデシュで働いている人たちもそうなんですが、その人たちは私たちよりもずっと厳しい環境のなか――保健衛生も悪く、水もない。薬もない、お金もない、保険制度や医療システムもない……という、社会的・経済的に非常に厳しい状況の中で、人々の健康を守ろうと活動しているわけですね。そうしたら当然ですけれども、向うでやっている人の方が大変な仕事をしているわけです。マイナスからゼロへもっていこうとしているわけですから。

日本人の多くは、欧米先進諸国に緩和ケアの研修に行きますが、私は一度も行ったことがありません。実際に緩和ケアを必要とする人は途上国にいるのです。世界人口の八〇パーセント以上が途上国に住んでいますが、資源の所有は二〇パーセント以下。毎年、地球上で五六〇〇万人が死亡しますが、そのうち四四〇〇万人は途上国の人々です。緩和ケアを必要とする人は年間推定三三〇〇万人、その八〇パーセントが途上国という現状です。そして、そうしたところでは、乏しい医療資源のなかで工夫して緩和ケアを行っている。

私たち日本の医師は、医療行為に対しては最低限保険診療で守られています。潰れることはほとんどありません。

でも、ケララの彼らは本当にお金がなくて、たとえば外国のNGOとか、あるいはいろんな募金が途絶えればそれで終わりなんですね。

そして国民の意識もまだまだ低い。そういうなかで人々の健康や生活を向上させるための活動をやっているのであれば、彼らの方がずっと大変な思いをしているのであって、私たちはそこにこそ学ぶところがあるんじゃないかということをこのケララに行ったときに本当に痛切に感じました。

3　ひとりの物語に聴く

人権運動としてのホスピス

▼プライマリー・ヘルスケアと人権

緩和ケアは非常にはばひろく考えて、プライマリー・ヘルスケアとして考えるべきではないかと思います。プライマリーケアを考えるにあたって、みなさんは、一九七八年に出された「アルマ・アタ宣言」をご存知でしょうか。世界保健機関（ＷＨＯ）とユニセフが主催し世界百カ国あまりの代表が参加したこの国際会議で、初めてプライマリー・ヘルスケアが定義づけられました。健康とは、身体的・精神的だけでなく社会的にも良好な状態であること、健康は基本的人権のひとつであり、国家や共同体が、それに対して積極的に推進することを求めれるものとされました。この考え方は一見、シンプルで当然のことのようですが、途上国では特に重要な意味を持っています。人々の生存を支える基本であるプライマリー・ヘルスケアは、それのみで独立して維持・管理ができるものではなく、社会のあり方、国内のみならず国際的な貧困や格差などの社会的問題を克服しなければならない、というものです。

残念ながら、「二〇〇〇年までにすべての人に健康を」というこの会議が掲げた目標は、達成されないどころか、社会全体、国際間で協力して健康作りを目指そうというこの宣言の内容とは全く逆の、健康格差が大きく拡大した今の世界になってしまいました。

しかしこの宣言にはとても重要なことが書かれてあり、その意義は今でも生きています。それを実践しているのがケララ州なのだと思います。

私が大きな影響を受けたものに『ホスピスへの遠い道』（筑摩書房、一九八七年／春秋社、一九九九年）という岡村昭彦の本があります。この本のもとになったのは看護師向けの雑誌『看護教育』（医学書院）の連載「ホスピスへの遠い道——二一世紀の看護を考えるルポルタージュ」（一九八三年四月～八五年四月〈未完〉、次頁）ですが、そのいちばん最初が「人権運動としてのホスピス」というタイトルです。私は八〇年代にこの本を読んでホスピスの歴史を知り、非常に衝撃を受けました。当時の日本のホスピスは、余命の限られた人たちが、最期の時期のみを有意義に過ごすために入院する施設、そこには豪華な調度品や静かなバーがあり、といったイメージがありました。ホスピスにやってくると、天国のような恵まれた、贅沢な終末期が過ごせる、といった感じの新聞記事が散見されました。

しかし、『ホスピスへの遠い道』に報告されているアイルランドのホスピスは、違っていました。貧しく、イギリスから虐げられ続けたアイルランドで、死にゆく場所や最期のあたたかなスープとケアすら与えられない貧しい人々に、せめてあたたかな手を差し伸べよう、というのがホスピスの発祥の思想なのです。それは、患者の人権＝人間としてのあり方を、最期まで支えるあり方だと感じました。人権を守ることこそが、ホスピスの基本であり、さらに言うと医療の基本は患者の人権を守ることだ、と思ったのです。

医師の世界では、「患者の権利」という言葉に対して敏感です。患者の「人権」について弁護士が言ってくると医師は拒否感をもつ。「患者が権利を主張すると医師の権利が損なわれる。だから注意しなければならない」という風潮が少なからずあります。しかし、「患者の権利宣言（リスボン宣言）」は、一九八一年に世界医師会が出しているんですよね。「患者の権利」に対して、医師はそれを尊重しますよ、損ないませんよ、と言う程度ではなく、より積極的に、医師は患者の権利を守るために存在するんだと気づかされました。

岡村昭彦「ホスピスへの遠い道」連載第１回（1983年4月）

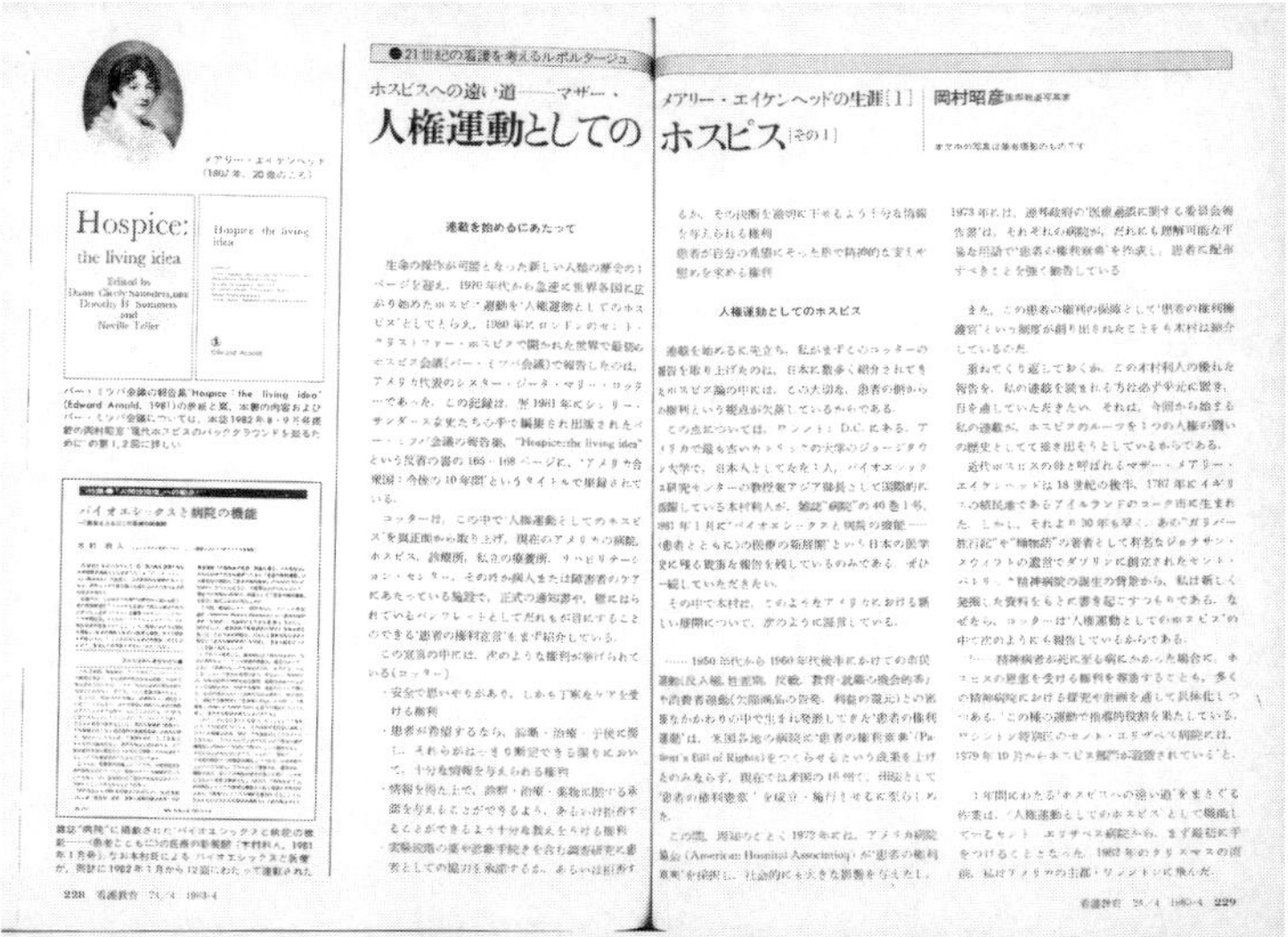
●21世紀の看護を考えるルポルタージュ
ホスピスへの遠い道――マザー・メアリー・エイケンヘッドの生涯［1］
人権運動としてのホスピス［その１］
岡村昭彦
Hospice: the living idea
連載を始めるにあたって
人権運動としてのホスピス

表2　包括的緩和ケアと選択的緩和ケア

	包括的緩和ケア	選択的緩和ケア
対象疾患・病気	すべて（がん・神経難病・老衰・認知症・臓器不全・重度障害児）	がんとエイズの末期
主な療養場所	在宅・緩和ケア病棟・一般病棟・施設いずれも	主として緩和ケア病棟・在宅
担い手（チーム）	医療チーム／生活支援チーム・その他	医師と看護師の一体化したチーム
チーム内の関係	対等・平等	医師・ベテラン看護師による指導（上下関係）
患者へのアプローチ	ナラティブ．アプローチ	EBM
福祉・介護との関係	常に・強い	時に・弱い
広がり・視野	コミュニティ・多様性	チーム内独立
プライマリケアとの関わり	密接に関連する	あまり関連しない

そして、緩和ケアの現場はそれがより象徴的、現実的に現れる場であると思われました。つまり、患者の立場、患者を支える立場に立つのかどうか、ということによって、ものの見方、考え方が変わってくる、「どの立場に立つか」で考え方が異なってくるということなんですね。

難病でも、認知症でも

私は、二十年あまり在宅をやってきました。いま現在考えていることをまとめると、こうなります［表2］。

「包括的緩和ケア」と「選択的緩和ケア」というふうに分けました。本来こういう分け方はおかしいんです。緩和ケアとかホスピスケアという言葉は本来、包括的なんです。「いろいろひっくるめて」受けとめるという意味です。病気によって区別をしたりしない。

ですけれども現実には日本のホスピス病棟はがんとエイズの末期患者が対象ということになっています。厚生労働省告示に「緩和ケア病棟入院料の施設基準」というのがあって「主として悪性腫瘍又は後天性免疫不全症候群〔エイズ〕に罹患している患者」（告示第72号）を対象とすると書かれているんですね。がん対策基本法ができてから、なお一層この傾向が強まっている。これではいけないというのが私の意見です。

現在百万人以上の方が毎年亡くなります。そのうちの三三万人ががんの患者。これから二人に一人ががんで亡くなる時代になってゆく。がん対策は国をあげての急務だということは確かだと思います。

しかしながら、たとえ半分ががんで亡くなる時代になったとしても、残りの半分の人はがん以外で亡くなるんです。現在は残りの七割の人ががん以外で亡くなってゆく。がん以外で亡くなる人は緩和ケア・ホスピスケアをうけなくていいのか。そんなことありません。やっぱり死んでゆく苦しみはあるし、病気に伴ういろんな痛みや苦しみ、息苦しさ、いろんなことがあります。そういうものに対する緩和ケアというのはがんであろうと、神経難病であろうと、認知症であろうと、高齢であろうと、あるいは重度の障碍児、障碍者であろうと、同じことではなかろうかと思います。

ですからそういうすべての疾患を対象にした包括的な緩和ケアというのを考えなければいけな

いのです。がん治療、がんの緩和ケアがこれだけ進んできて、いろんな経験を積んでいろんな薬の使い方が上手くなった。今はがんの痛みを八割九割の人がとれなければ、犯罪的だといわれるぐらいになってきた。

であれば、そのがんに対する緩和ケアの経験を、そのほかの病気に活かしていったらいいんじゃないかと思うんです。そういったケアの担い手としては医療チーム、生活支援チーム、そのほかボランティアを含めたいろんなチームが地域の中で関わっていく必要がある。今までのような医師と看護師が一体化したチーム、これは確かに強いです。がんなどの手強い病気の症状や、医療的な問題に対しては強力な力になります。ですけれどもそれだけでは駄目なんだ、その人の生活と人生を支え、家族も一緒に支える、ということを、訴えていかなければいけない。そしてチーム内の関係としては対等であり平等でなければいけない。医師やベテラン看護師による、上下関係による指導であってはいけないと思っています。

ひとりの物語に応える

在宅をやっていると一人ひとり、それぞれの物語があります。私も実は今日話すために山ほど患者さんのスライドを並べてみたんですけれども、一人話しだすだけでも何十分にもなるのでやめました。一人ひとりの患者さんや家族の思い出が私の中にあります。それをときどき遺族と話したり、看護師と思い出話をしたり、そうすることはとても意義のあること、その人の人生にとってても意義のあることじゃないかなと思いながらやっています。

そういう意味では、いま医療の世界では「ＥＢＭ（エビデンス・ベースト・メディスン）」といって、いろんなデータに基づいて治療をすすめるべきだ、ということがよく言われているのですけれど、在宅をつづけて改めて思うのは一人ひとりの人生に寄り添って話を聞きながら、最後まで必要なケアを工夫して、こちらが動いていくというようなやり方が必要なんじゃないかということです。「ナラティブ・アプローチ」といわれるものですね。結果として当然ながら、生活面を支える福祉や介護との関係も強くなりますし、コミュニティのなかでのいろんな多様な繋がりや拡がり（関係性）や幅広い視野ができてくるんじゃないかというふうなことを考えています。これをきちんと踏まえて、私たちは包括的緩和ケアを目指していこうという方向で整理することができるんじゃないかと思いました。

4　小さな種をまく

遠くのいのちに気づく

そこで、ホスピスケアの拡大を訴えていこうというのが、現在の私たちの活動のひとつです。そのなかから二つ、最後に、これからの夢をお話しさせていただきたい。ひとつはバングラデシュに看護学校を建設しよう、というプロジェクトです。どうして突然バングラデシュなのか、どうしてこういうプロジェクトをすることになったのかと思われるかもしれませんが、これを話し始めるともう二十年をさかのぼる長い長い話になりますので、関心をもってくださる方はぜひ福岡までおいでください。もともと「バングラデシュと手をつなぐ会」というNGOの活動がありまして、そのうえではじまったプロジェクトです。

さてそれで、なぜ看護学校か、ということなのですが――

▼バングラデシュ・看護学校建設プロジェクト

バングラデシュは、インドの東にある国ですが、人口は世界七位、日本がいま一億二八〇〇万ぐらいですが、バングラデシュは一億五〇〇〇万ぐらい。面積は日本の半分より少し狭いくらいなのですが、人口はちょっと向こうが多いくらいと思って下さい。人口の九〇パーセントが貧困層と言われています。

その中で医者の数は、日本が二十数万人です。一方バングラデシュでは医者が五万人です。看護師がどれぐらいいるか判りますか。看護師は日本では一二〇万か一二五万ぐらいいます。医者より当然多いですよね。病院をみてもそうですね。医者より看護師が多い。

ところがバングラデシュでは、看護師は三万人弱です。医者より少ない。日本と比べ物にならないぐらい。人口当たりでいうと、日本の五〇分の一か七〇分の一ぐらいです。看護師の数が圧倒的に少ない。当然ですけれども看護学校が少ないのでそうなるのですが、看護学校は四三校しかない。日本は、恐らく一六〇〇校ぐらいあります。もう桁違いなんですね。看護職が圧倒的に少ないのです。

でも本当に子どもたちや妊婦さんの安全を守り、子どもの出産をサポートし、そして子どもたちの成長を助けることができるのは、やはり看護の仕事なんですね。バングラデシュでは、社会のなかで看護の果たすべきその役割が全く果たせていない。

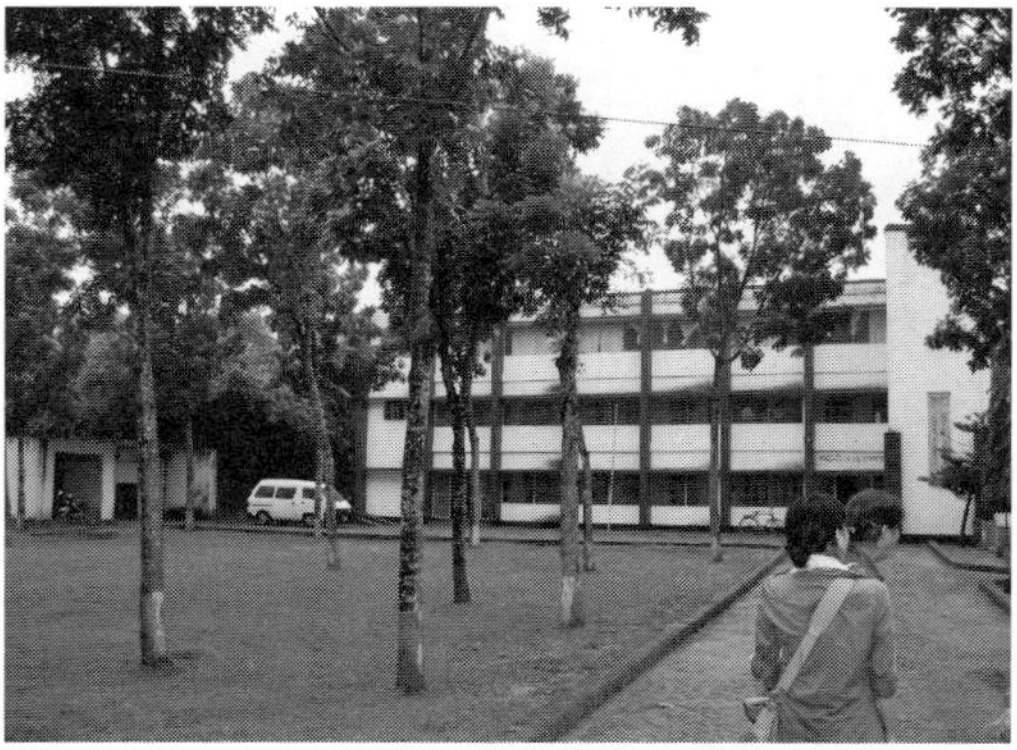
〈母子保健センター〉。村の人と日本の募金で建設。

それで私たちは二十年バングラデシュと繋がってきて、いま看護学校が必要なんじゃないかという結論に達しました。看護学校をつくるというのは大変な仕事なんで、本当に八千万か一億ぐらいのお金がいると思いますが、未熟ながら、これから六年ぐらいかけてやっていこうと思っています。

これは「母子保健センター」〔前頁〕。バングラデシュのカラムディ村という、私たちが以前から行っている村のNGO「ションダニ・ションスタ」の拠点であり、村人の希望の拠点でもあります。こういう建物を現地の村人の協力と日本からの募金活動で、一九九五年に作りました。それから一七年。いろんな問題を抱えながら、それでも何とか成長しながらずっとやっています。

こちら〔下〕は昨年（二〇一一年）日本から行った助産師さんが向うの看護師たちといろいろ話しているところ。彼女らは、日本からの訪問を心待ちにしています。たくさんのことを学ぼうとしています。仕事に燃えるような情熱を持っています。自分たちが学んだことを、村人に伝え、村人たちの意識が確実に変わっていくことに生き甲斐を感じているのです。

病院だけではなく、村に出ていっていろんな活動をやっています。お母さんたちに「こういう

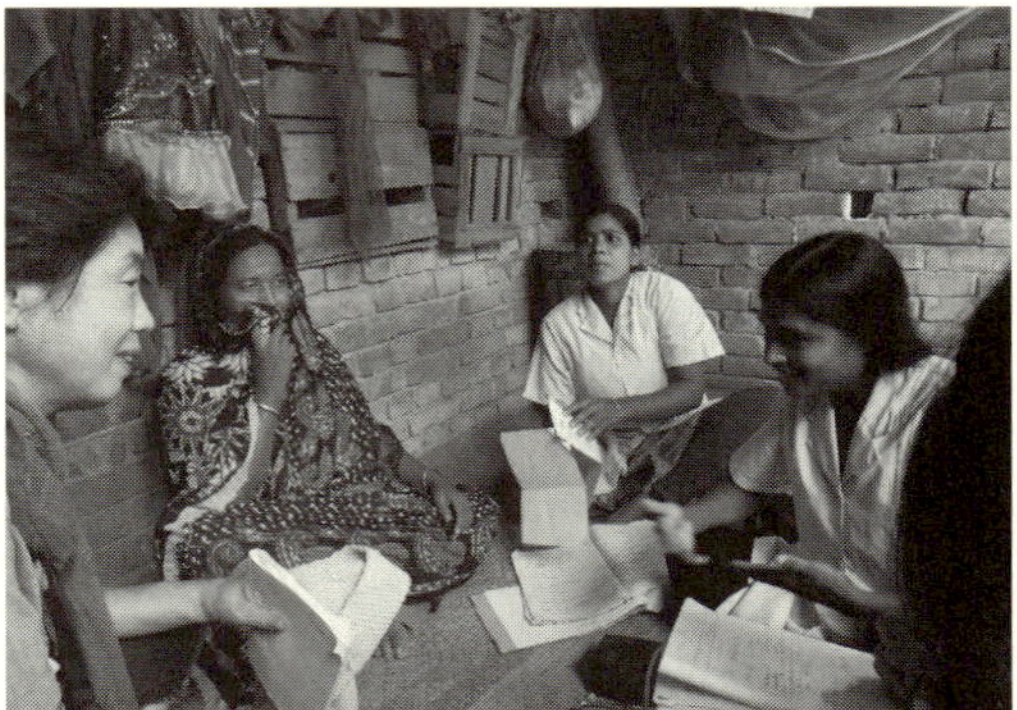

カラムディ村の若い看護師

栄養のあるものを食べさせなさい」というような母親教室もやっています。

この子［下］を見てください。この子にはなんの責任もないですものね。貧しい国にたまたま生まれただけで、何も悪いこともしていない。でもいのちが常に危険に晒されている状況にある。私たちは、いのちを見つめ、育てる、支える仕事をしているのですが、ここにこのようないのちの姿がある。だからいのちをみるというときにやっぱり私はそういう途上国の子どもたちの姿とか、そういうことにも少し思いをはせていただけるとありがたいなということを思っています。

このような活動の中で感じたことを実践するには、これから何を行っていくべきか、と考え「看護学校建設プロジェクト」をスタートさせたわけです。みなさんにもぜひ、何らかのかたちでこういう活動に参加・協力いただけたら有り難いなと思います。今年もバングラデシュにも行きますので関心のある方は私の方にご一報くださ い（「バングラデシュと手をつなぐ会」ホームページも参照ください）。

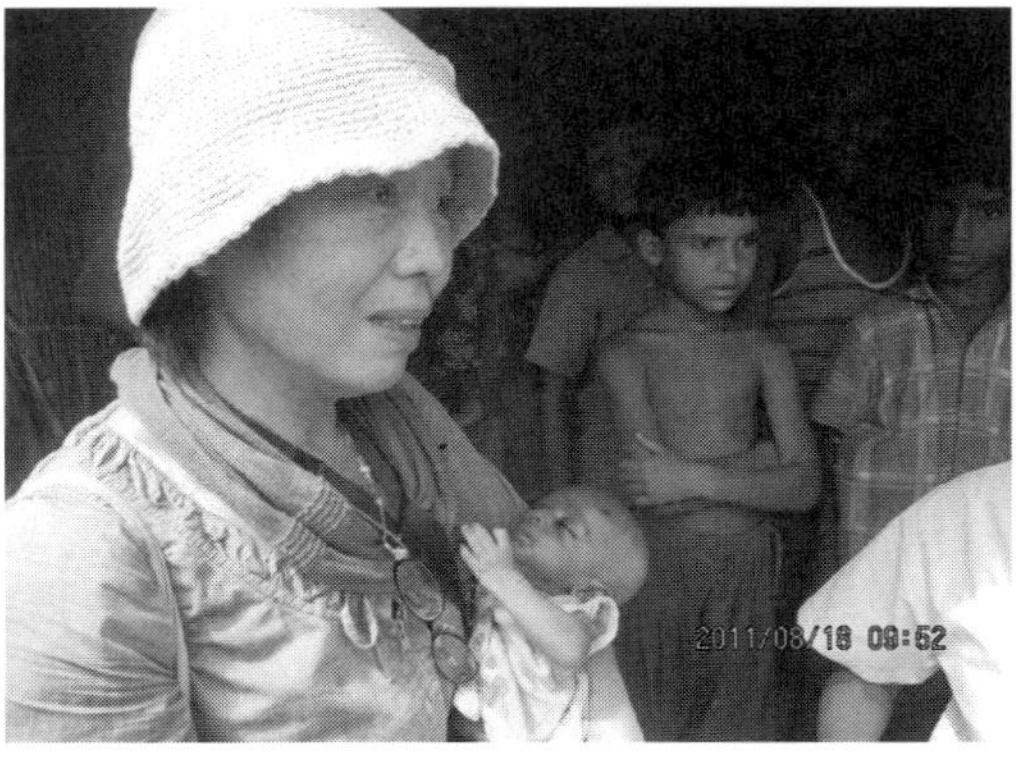

農村部の乳児の死亡率は高い。

どうしたら家で暮らせるか

それからもうひとつはふたたび日本に戻って福岡です。昨年（二〇一一年）古い民家を改修して、「小さなたね」という子どもたちの日中一時預かりの場所をつくりました。

▼地域生活ケアセンター〈小さなたね〉

「小さなたね」の物語はひかりちゃんという一五歳の女の子との出会いが始まりでした。脳の障害を持っている女の子です。肺炎を繰り返すので、気管切開して気管喉頭部で気管と食道を完全に分離してしまって、人工呼吸器を装着した状態になりました。それで家に帰りたいということで、うちに相談にみえたため、病院をまじえて帰宅のためのカンファレンスをもちました。

そのときの家族の不安はどういうものか、ということをちょっと考えてみましょう。

まず、突発事故が起こったときどうすればいいか。

たとえばこの子だったら気道が詰まったとき、どこに連絡すればいいか。今までは具合が悪く

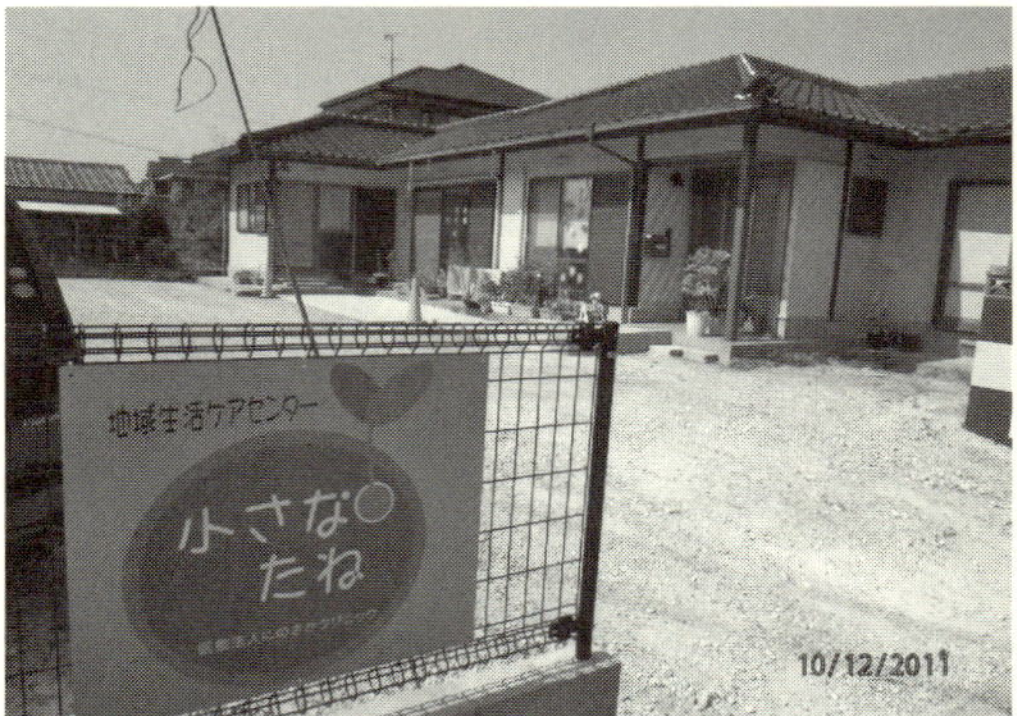

地域生活ケアセンター〈小さなたね〉

なったら病院に電話して、「はいじゃあ連れてきて下さい」と言われて大変な思いをして連れて行っていた。体が歪んでいるので、心地よく休めるように大きなスポンジをくり抜いてつくったものがあるんですが、それごと運ばないといけないので大きな車にそれを乗せ、さらに人工呼吸器を乗せて、お父さんが運転してお母さんがついてゆく。誰もいない時はお母さんが一人で運転してゆく。そういう状態で病院までいかないといけない。それで、病院で「たいしたことないよ」といわれたら、またもう一回帰らないといけない……ほんとに大変なことをやっていたんですね。ですけれども、たとえばそういうときは訪問看護ですとか、あるいは在宅医に連絡して、とりあえずまず診てもらい、そして病院に行くかどうかを判断すれば、それでいいんじゃないかとなりました。

今お話ししたように、ほとんどの場合、医療的サポートのないまま家族によるケアで支えられている。緊急時には救急車で救急病院へ戻るしかない、という状態。でも実際にいろんな話をして様子がわかってくると、意外とお母さんとか家族とか、それから訪問学級の先生、訪問看護師、訪問リハビリのスタッフ……と、そういういろんな人たちの工夫で、この子は自分でほとんど動くことはできないけれども、彼女としての生活の豊かさをもっている、ということも同時に感じたんです。それを何とか生かしたい。維持していきたい。

もう一つ大切なことは、地域のなかからそういう子どもたちがみえないんです。その子どもたちの姿が地域のなかに伝わってこない。「そういう子どもたちがいるよ、そういう子どもたちがこういう暮らしをしているよ」ということが地域に伝わると、また違ってくるんだろうと思うんです。そういうことが地域から全然みえない状況になっている。

そこで、去年（二〇一一年）の四月に地域生活ケアセンター「小さなたね」というのをつくりました。ここでやっているのは重症の子どもたちの日中一時預かり。昼間だけお預かりして、それで家に帰ってもらうというかたちです。それと訪問看護ステーションと訪問ヘルパーステーションをつけて、訪問もできるような体制を一応つくっています。まだまだシステムとして不十分なんですけども、そういうことを昨年始めて、いま一年ちょっと経ったところです。

はだかのいのちを支える

このひかりちゃんの父親である水野英尚さんという方がいま所長になってくれています。重度障碍をもつ子どもたちを前にして、今何ができるか、何をやるべきかということを話したときに、いま一番必要なのは日中一時預かり、つまり家族、特に母親のためのレスパイト（休息）ケアだということになったんですね。その彼が僕たちの勉強会で、こんなことを話してくれました。

普通いのちというのは、いのちが誕生して、それからずーっと老いへ、そして死へ向かっていく。途中で病気をしたり、いろんな事故に遭うこともあります。普通はこんなふうな流れで考えているだろうと［図3］。

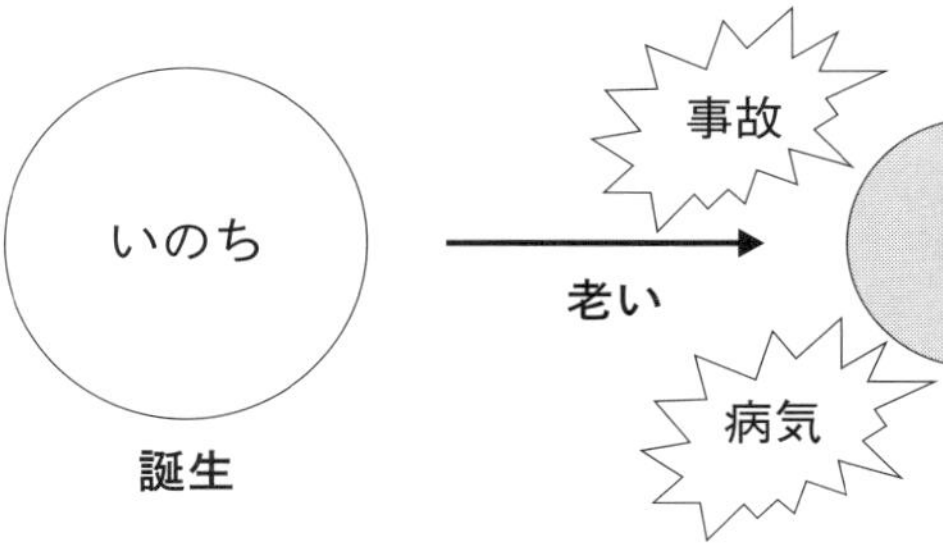

図３　誕生から死に向かう考え方

ところが、ほんとうはどうなのか。

死というのは本来いのちのなかに内包されているんじゃないかというのが彼の話です。それを、色んな力、体力とか能力、そして人との関係、社会的なサポートで守っている。守られている。いのちが守られている状態がわたしたちの普通の姿ではないでしょうか、と〔図４〕。それが色んな問題――障害が起きたり、貧困だったり……色んなことが起きてくる。そうすると、この守っている部分がそぎ落とされて、いのちが剥き出しになる、「はだかのいのち」っていう状態になっているのではないかということです。

ですからこの状態は「はだかのいのち」ですが、ここを誰かが守ってカバーして、サポートしないといけない状態だと考えます。

でも逆に言うと、彼の言葉では「この子らが生きられる社会は誰もが安心して生きられる社会だ」ということですね。当然です。このはだかのいのちの子どもたちをサポートして助けて生きることができる社会は、誰もが安心して

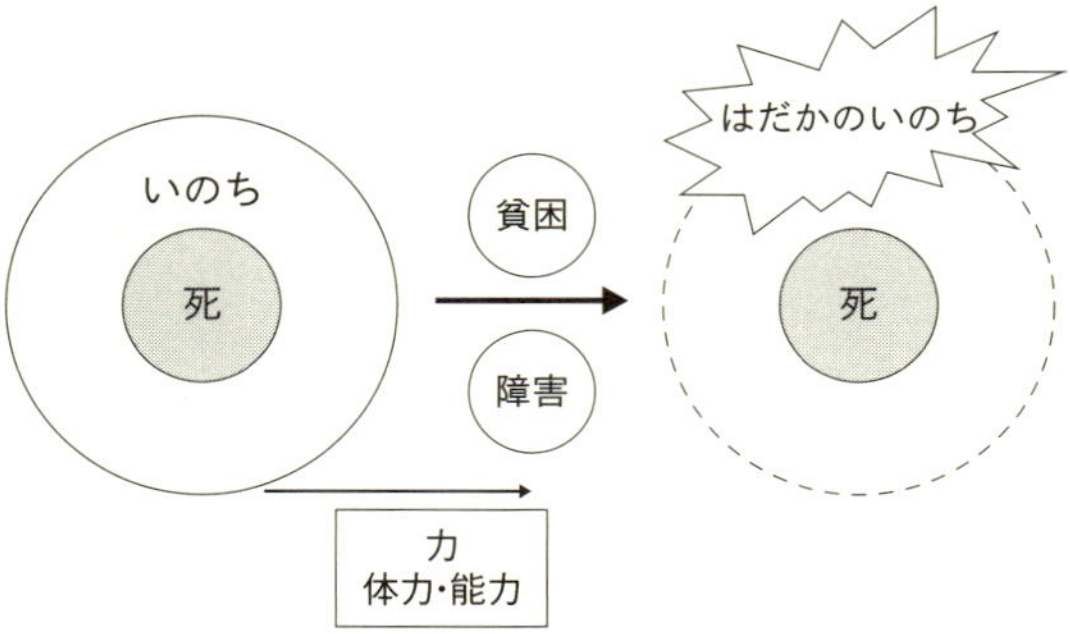

図４　死はいのちに内包されているという考え方

生きられる社会。これは緩和ケアの考え方と全く繋がるものだと思いました。

『在宅ホスピス物語』（青海社、二〇一一年）でも引用したのですが、「小さなたね」の開所式ではイギリスの小児ホスピスについて書かれた次の文章を紹介しました。

　このように制度から独立した体制が、小児ホスピスの柔軟なケア提供の仕組みと空間構成を可能にしていると考える。即ち、施設環境は難病の子どもとその家族の生活を支援することに共感した市民たちが、自らの資金と知恵を出し合い、理想的な形を模索し具現化した結果とみることができる。「在宅がケアの中心にある」「子どもにとって家族は最良のケア提供者である」などの視点は、効率性を重んじる施設管理者の発想ではない。難病の子どもとその家族のニーズを中心に、ケア提供の仕組みと空間が組み立てられている。

　小児ホスピスのわが国への導入を検討するうえでイ

ギリスの事例から学ぶべきことは、既存の医療システムの中に小児ホスピスをどのように組み込むかという考え方ではなく、利用者である子どもとその家族のニーズに即した支援体制を作り上げる柔軟な発想力と実現力であり、さらに施設ですべてのケアを提供するのではなく、在宅の生活を補完する役割として施設を捉えなおす視座にあると考える。

（松本啓俊・竹宮健司『ホスピス・緩和ケアのための環境デザイン』鹿島出版会、二〇一〇年）

「私たち」に託されるもの

ホスピスケアとはなんでしょうか。

岡村昭彦の本を最初に読んだとき、「ホスピスは人権運動だ」といっている意味が、まだよくつかめませんでした。でも、それはどういう意味なのだろうとずっと気になっていました。いま、在宅ホスピスの実践が、がん患者だけでなく、神経難病や認知症や、重度障碍児などへと幅広くひろがっていくことをふりかえると、岡村昭彦の言っている意味がわかってきたように思います。

ホスピスの始まりは一九世紀末のアイルランドにあるといわれます。数百年にわたるイギリスの圧政下で苦しんでいた人たちに、せめて最期だけでも温かな場所を用意したいと手をさしのべたのが、マザー・メアリー・エイケンヘッドをはじめとする修道女たちでした。家族がいない人には、家族でない誰かが手をさしのべた。時代と場所は異なってももしかしたら、その資格——

責任というのでしょうか——は私たちにもあるのかもしれません。これは医療者だから、というのではなく、ケアを提供することが人間の本質的なものだから、と言えるのかもしれません。広い視野で考えるなら、それはコミュニティによる支え、コミュニティケアへと広がる可能性を秘めているのだと思います。

「小さなたね」でやりたいことは、「困った人を建物をつくって収容する」ということでなく、「家ですごす子どもたちをどう支えていくか」ということです。いまは、この「小さなたね」の活動が、文字通り、芽を出し、花になるように育てていきたいと思っています。

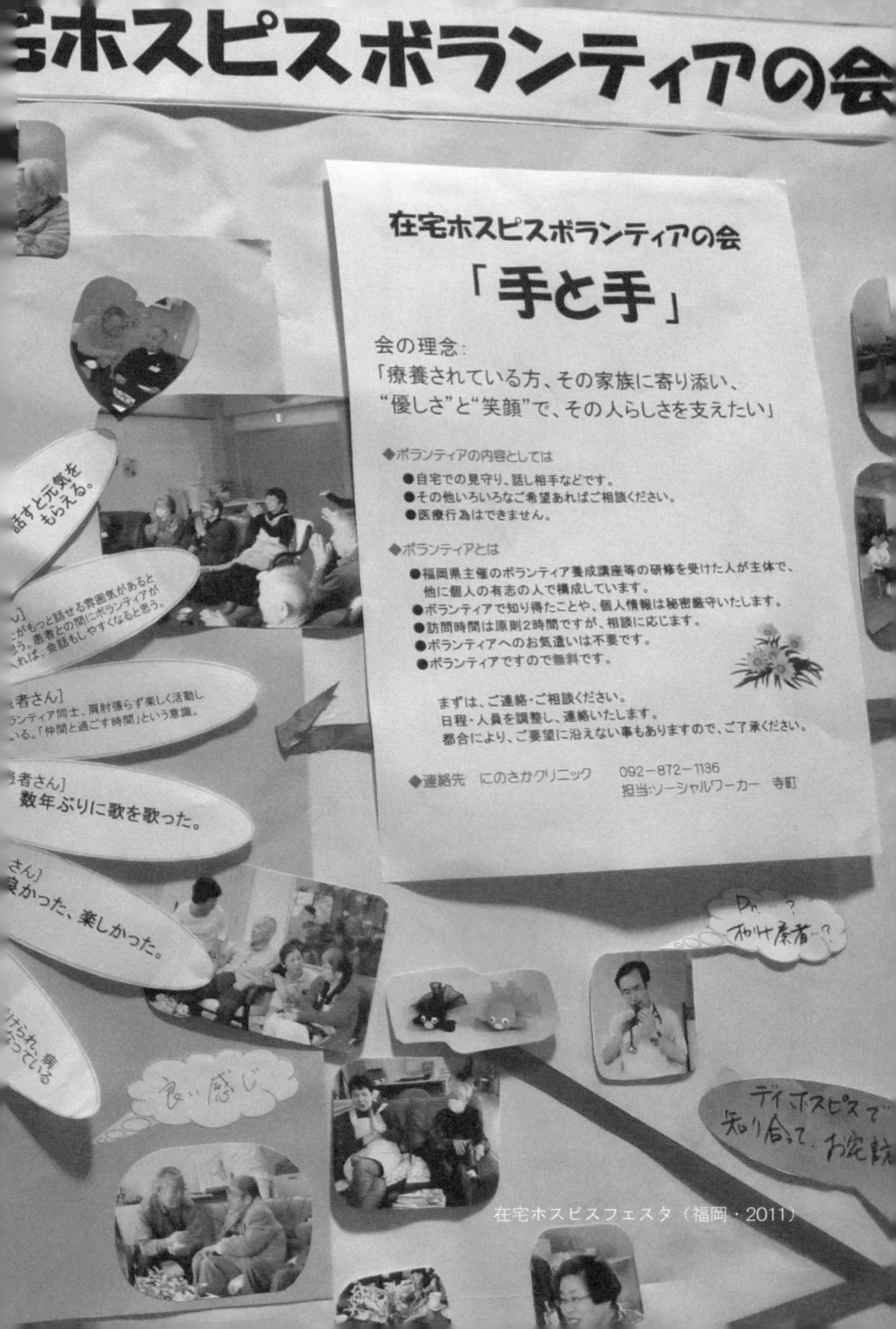
ホスピスボランティアの会
在宅ホスピスボランティアの会
「手と手」
会の理念：
「療養されている方、その家族に寄り添い、
“優しさ”と“笑顔”で、その人らしさを支えたい」
◆ボランティアの内容としては
●自宅での見守り、話し相手などです。
●その他いろいろなご希望あればご相談ください。
●医療行為はできません。
◆ボランティアとは
●福岡県主催のボランティア養成講座等の研修を受けた人が主体で、他に個人の有志の人で構成しています。
●ボランティアで知り得たことや、個人情報は秘密厳守いたします。
●訪問時間は原則2時間ですが、相談に応じます。
●ボランティアへのお気遣いは不要です。
●ボランティアですので無料です。
まずは、ご連絡・ご相談ください。
日程・人員を調整し、連絡いたします。
都合により、ご要望に沿えない事もありますので、ご了承ください。
◆連絡先　にのさかクリニック　092－872－1136
担当：ソーシャルワーカー　寺町
話すと元気をもらえる。
ボランティア同士、肩肘張らず楽しく活動している。「仲間と過ごす時間」という意識。
数年ぶりに歌を歌った。
良かった、楽しかった。
良い感じ
Dr…？
和said?
デイホスピスで知り合って、お宅訪
在宅ホスピスフェスタ（福岡・2011）

Ⅲ　病院で死ぬのはもったいない

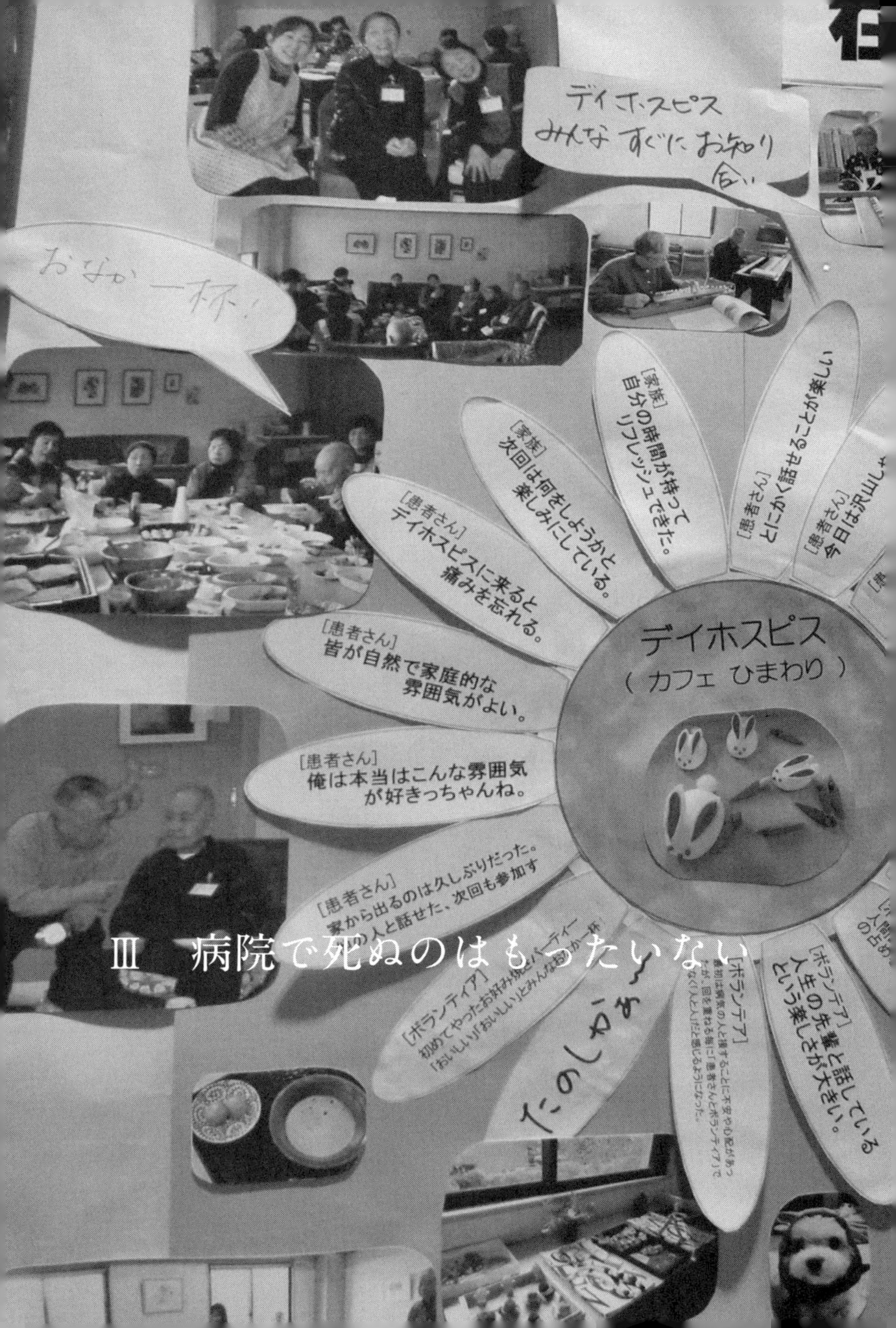
デイホスピス みんなすぐにお知り合い
おなか一杯!!
[家族] 自分の時間が持ててリフレッシュできた。
[家族] 次回は何をしようかと楽しみにしている。
[患者さん] デイホスピスに来ると痛みを忘れる。
[患者さん] 皆が自然で家庭的な雰囲気がよい。
[患者さん] 俺は本当はこんな雰囲気が好きっちゃんね。
[患者さん] 家から出るのは久しぶりだった。
デイホスピス（カフェ ひまわり）
[ボランティア] 人生の先輩と話しているという楽しさが大きい。

ホスピスは町のなかへ

ケアタウンは半径三キロ

米沢　お二人とも外科医から在宅ケア、在宅ホスピスに向かわれた二十年という経緯があるわけですが、日本でホスピスと聞くと、どうしても末期がん患者の看取り病院のイメージが先行していますから、誰もが施設ホスピス（緩和ケア病棟）のことだと思ってきたところがありますね。

事実、全国の緩和ケア病棟承認施設は、たしか全体で二百施設以上四千病床を超えているはずです。病床数で現状を評価してしまいかねないところがあります。そのため、在宅ホスピスというのは施設ホスピスの補完的な役割のように位置づけられるなど誤解されています。

でも、お二人の活動をうかがっていると、在宅ホスピスというのは地域医療を動かす力があるってことですよね。在宅ケア（在宅療養支援）というのは地域に根ざしたいのちを支える活動形態としても捉えられると思います。山崎さんのケアタウン小平のサポートエリアについては、東京郊外ということもあり、たしか

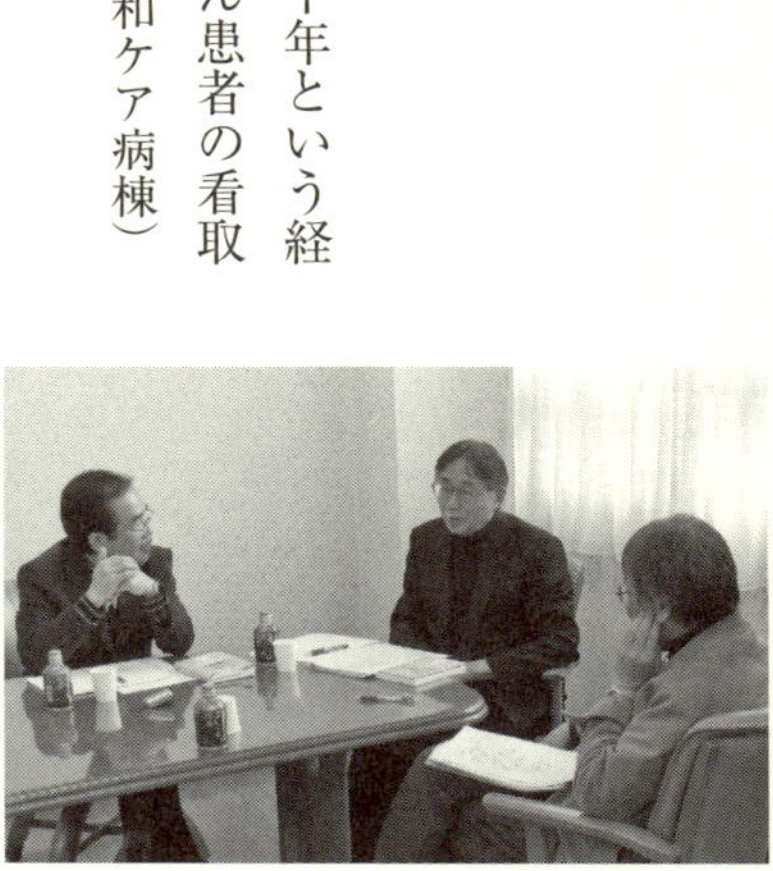
湯川胃腸病院にて

全国の緩和ケア病棟承認施設
『ホスピス緩和ケア白書二〇一二』（日本ホスピス・緩和ケア研究振興財団）の最新データでは緩和ケア病床数は四八三六病床、二四四施設。

半径三キロ……。

山崎　半径三キロから四キロくらいにしています。なぜエリアを限定していたかというと、だいたい車で二十分以内に行ける距離を考えたんですね。東京の人口密集地帯ですと、半径三キロぐらいで、だいたい二十分位なんですね。道路も混んじゃいますともっとかかってしまうこともあります。もし、エリアの最北限に訪問診療していて、最南限から往診の依頼があった場合、一時間近くかかってしまうこともありうるのです。待つ方も待たれる方にとっても、それは長い時間でしょう。エリア限定したひとつの理由です。

点と点がつながる

山崎　さらに、訪問エリアを限定した意味は、時を重ねるごとに地域との関係が深くなっていくからです。一年目には、何十人かの人を看取ったので、何十組かの遺族がいるわけですよね。二年目でさらにその数は増加していくわけです。同じエリア内に私たちが関わって在宅で亡くなった人の遺族が毎年どんどんどんどん増えていくんですよ。

そうすると、年を経れば経るほど、在宅で看取りを経験した人たちがとても多いエリアになっていきます。それは、最期は家で迎えたいと願った患者さんの願いに応えた遺族が毎年一定のエリアに増え続けるということであり、一番肝心なときに、大変だったけれども、病院や施設ホスピスに委ねずに患者の願いに応えることができたという、達成感をもって生きていく遺族が毎年増えるということでもあるのです。その経験をした人たちが同じエリアに増えてくるので、その人たちの繋がり、ネットワークもできてくるということなんですよ。

米沢　おもしろいですね。在宅ホスピスが、コミュニティを動かす関係を引き出しているということですね。

山崎　たとえばあと五年やればね、もっともっと増えるわけですよ。最初は点だったのが、だんだんと点が増え、密度が濃くなっていく。あとは、その点を結びつける役割をわれわれがするわけです。遺族会ですとかね。そうすると一定の地域のなかで、同じような経験をしてきた人たちが繋がる場ができてくるということです。

地域の力が育っていく

山崎　その遺族のみなさんにとっても、自分たちがきちんとした看取りができたということが大きな力になってくる。二ノ坂さんの『在宅ホスピス物語』（青海社、二〇一一年）のなかにも、そのへんのことは書いてありました。喪失の悲しみはもちろんあるのですが、一方で、患者の想いに応えられたという達成感を持ってる人が多いんです。

在宅始める前は、何かあったらどうしよう、本当に家で看取れるんだろうかと、不安をいっぱいもっていたご家族が、その不安の一つひとつにケアする側がきちんと応えていくと、これなら大丈夫かもしれない、看取れそう、看取れた、となっていくんですね。看取れたってことは本人の想いに応えられたということなので、いつのまにか、一回りも二回りも大きくなっているご家族の姿を感じます。そのようなことを精一杯やりましたって、胸張って生きる人が増えてくるということなんです。

こういうことが積み重なっていけば、この地域は変わってくる。在宅看取りをキーワードに地域社会が良い意味で変容していく。そのことを実感として感じはじめています。

二ノ坂　それは全く同感ですね。聞きながらいろいろ考えていたんですけど、僕は「ケアの力」が育っていくってことを考えていて、在宅やることによって本人自身もセルフケアの力が育っていく。それから家族のケアの力というのは、いまおっしゃったように、最初は看取れるだろうか、と不安だった家族が、なんとかいけそうになる。するとそれが自分たちがやったんだっていう達成感に繋がるという、そういう体験を通して獲得していく家族のケアの力ですね。

それから、年を積み重ねていくに従って、患者の数が増えていく。それを、取り巻く家族の人たちが増えてゆく。

私のところは、範囲を三キロとは全然限定してなくて、その分大変なんですけども、これまで十数年在宅やってきましたから、出会ってきた患者さんというとかなりの数、数百人ですよね。五百人ぐらいだとしても、この五百人を取り巻く家族や地域の二、三千人の人たちが、それに関わっている。だからいま在宅にあちこち回ると、だいたいどこの通りにも、これまで私たちが看取った家があるという感じになってきているんですね。だから山崎さんがおっしゃったように、コミュニティのケアの力自体もそうやって育っていくのかなということを確かに思います。

最初はひろい地域のなかの「点」ですから、虚しかった、点にしかならないということが。でも、ひとつの点を一生懸命やって、そこでひとつのものが完結する。そこが終わってまた次の点をやる、たとえそこが隣り同士であっても、守秘義務があって、こっちにもこういう人がいるよ、一緒にやりましょうということは言えない。またゼロから出発なんですね。その次の患者さんももう一回ゼロから出発なんですね。そういうことのくりかえしで、「虚しいな、もうちょっと皆が寄ればいいのに」と思ってたけど、でも長年積み重ねていくと、そういう経験を持った人たちがたくさん出てくる。

お父さんを看取った人がまた頼みにみえたり、奥さんがまた頼みにきたりとか、地域のなかで看取った人がいたので、自分のとこもみてほしい、というような人たちがだんだん増えてきました。年を積み重ねるにしたがって、コミュニティ自体のケアの力がついてきたのかなという感じを持っていますね。

遺族会「ケアの木」

山崎　われわれも、年間にだいたい七十人前後の人を在宅で看取っているんですね。そして「ケアの木」という在宅ホスピスの遺族会を五年くらい前から遺族の方が世話人になって運営していて、われわれも参加するんですが、そうするとそれまで繋がりがなかった人々が、遺族会を通してお互いにご近所だったりすることを知ったりするんですね。それは個人情報をこちらが伝えるんじゃなくて、遺族会に参加して同じような体験を語り合い、話を聞いてたら近所の人だったということもあったりするわけです。そうやって新たな繋がりができてくる。

それから遺族の人たちが、年を経るごとに増えてくるということは、実は、遺族の経験者が増えるということなんですよね。まさに新人の遺族がこの先どう生

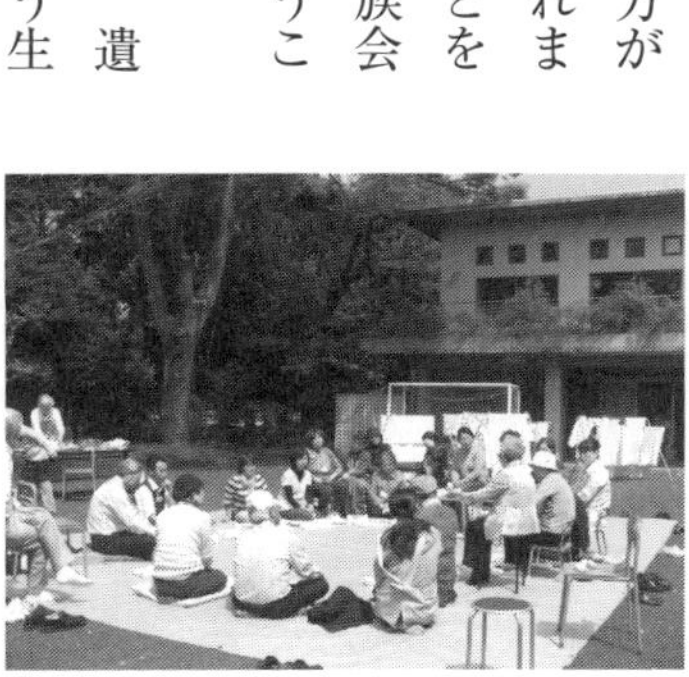

〈ケアの木〉語ろう会

きたらいいのだろうかと悩んでいるときに、先輩遺族は、「私はこういうふうに過ごしたのよ」とアドバイスできる。配偶者を亡くした遺族とか、子どもを亡くした遺族とか、親を亡くした遺族とか、そういう個別的な、体験の違う遺族の人たちも増えてくるので、それによって、たとえば子どもを亡くして悲しむ人には、子ども亡くした遺族の人がサポートできるわけです。そういうことが可能になってきている。それはエリアが決まってるので、どんどん関係と密度が濃くなっていくんです。

遺族によるボランティア

山崎　そういう関係を通して、たとえばケアタウン小平のデイサービスなどでボランティア募集をすると、そのご遺族のみなさんがボランティアとして参加して下さるわけです。今度は立場が変わって、その人たちがわれわれを支えてくれるという、助け合いが具体的に始まっています。今後は遺族のみなさんも含めたボランティアさんたちが、もうちょっとケアの力をつけていくことができれば、介護保険の狭間で在宅療養が困難になっている人々の、その狭間を埋められるかもしれない。とすれば、ひとり暮らしの人たちが最後まで家にいることを困難にしている介護の隙間も埋める力になってくれるんじゃないかな、と。そういうことがいま少しずつ見えてきています。

二ノ坂　うちも月に一回遺族会をやっていて、おっしゃるようにだんだんそういう人たちが増えてきて、自分たちも何かできないかって、現実にいまボランティアに参加してる人たちもいます。

また「在宅ホスピスを語る会」というのを福岡県全体でやっています。去年は十カ所くらいやりました。各地域で、たとえば地域の人たちに集まってもらって、うちで在宅を経験した人たちに話してもらい、話を聞くという会をやってるんです。数十人の集まりですけど、そういう経験者の話を聞くっていうのが一番身近に感じることなので、地域への浸透という意味では、地味だけど最も有効ではないかと思っています。

ボランティアだからこその役割

二ノ坂　それと同時に、在宅ボランティアの育成。これも、福岡県全体でやってるんです。県内四カ所で、それぞれ三十人ずつくらいの、ボランティア養成講座です。もう四年目になりますか。最初は県の補助があったんですけども、現在は独立してもやれるようにと考えています。

ボランティアの働きっていうのがまた大きくて、たとえば聞き書きの話を少し

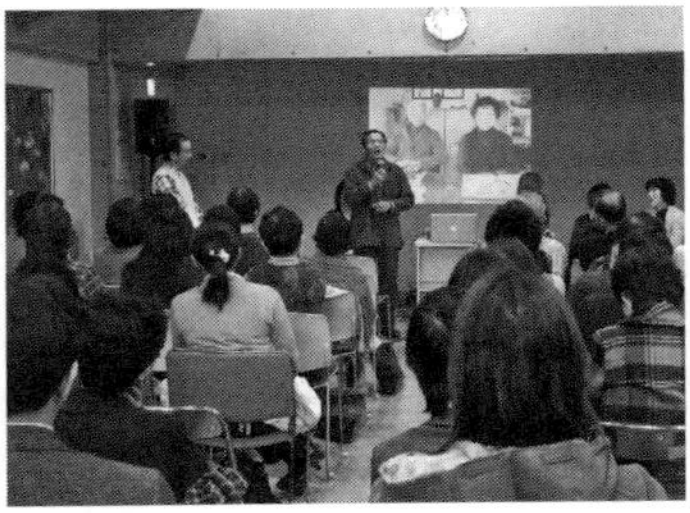

在宅ホスピスを語る会。
福岡各地で年十回ほど開催。

してみますと、このまえ亡くなったある方は、最終的にホスピス病棟に入院して数日で亡くなったんですが、僕らが関わる前に、一回がんを克服して、そのがん闘病記を自分なりにつくっていたんです。その第二部をつくりたい、と考えていました。

第二部のテーマは「抗がん剤との決別、そして在宅へ」と自分で書こうと思っていたんですね。でも自分で書けなくなってしまったので、そのときにちょうど聞き書きの勉強をしていたボランティアさんがいて、その人に頼んで書いてもらいました。何日か話を聞いて録音して、テープ起こしして、それをまとめて、本人に聞いてもらって、とけっこう大変な作業でした。で、ぎりぎりでお通夜のときにできあがった。自分の闘病記だけではなくって、満州で生まれた方だったので、その満州時代のこととか、子どもたちに伝えたかったことっていうのを全部書いて、できあがりましたね。

そういう、隙間を埋めるだけではない、本当に意味のある、ある意味では僕らがとてもできないようなスピリチュアルケアになると思うんですけど、そういうことをボランティアの人たちはやっている。人生を豊かにするという、このボランティアの役割は、とても大きいと思いますね。

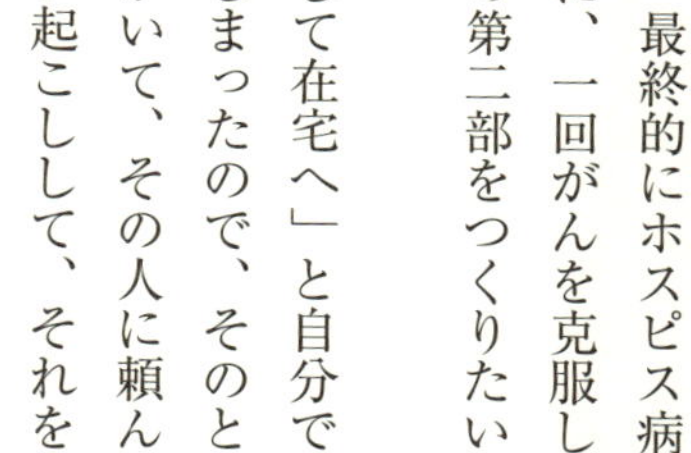

講習は三カ月。在宅ホスピスボランティア講習会。

一緒に生きる約束

米沢　ケアタウン小平は、在宅ケアだけでなく、地域の子育て支援もすすめていますね。

山崎　地域のなかでチームとしてホスピスケアを展開しようとしたとき、子育て支援は当然のように視野に入ってきました。

桜町ホスピスでの経験を通して学んだ一番大きな気づきは、スピリチュアルペインとそのケアの大切さということでした。

たとえば、ホスピスで経験してきたスピリチュアルペインとはその人の人生が間もなく終わってしまうからというよりも、病状悪化による衰弱で、それまでかろうじて自分を支えていた最低限の日常生活さえ破綻するという人生の危機状況のなかで感じられる痛みのことだということです。つまり自力だけではどうして良いかわからずに、途方に暮れ、生きる意味を見失ってしまったときに感じる痛みのことなのだ、ということがわかったのです。

しかし、患者の苦悩に耳を傾け、理解しようとし、共にいる約束をしていくという適切なケアがあれば、そのような患者を取り巻く人々との関係性を通して、絶望的とも思えた状況のなかでも、新たに生きる意味や希望を持つことが可能に

桜町ホスピス
聖ヨハネ会総合病院桜町病院聖ヨハネホスピス。ホスピス病床数は二〇床。山崎章郎が一九九一年から二〇〇五年まで一四年間ホスピス科部長、一九九七年からホスピスケア研究所所長兼任。当時の記録として以下の著作等がある。
河辺貴子・山崎章郎『河辺家のホスピス絵日記』（東京書籍、二〇〇〇）
山崎章郎『ここが僕たちのホスピス』（東京書籍、一九九三／文藝春秋、一九九七）

なることもわかりました。

そして、これは末期のがん患者さんに特有なことではなく、たとえば、核家族のなかで、子どもをどう育てて良いかわからずに虐待に走ってしまうお母さんにも、あるいは学校でいじめにあって自殺したくなってしまうような子どもたちにも、共通してある苦痛なのだと考えるようになったのですね。ただ、おそらく一般の地域社会のなかではそういう場面だと、ほとんどの場合、叱咤激励されたりしていることが多いのではないかなと。

しかし、追いつめられてしまった人々を叱咤激励することは、むしろさらに絶望の淵に追いつめてしまうことになってしまう。そうではなく、耳を傾け、共感し、患者が自らの力で、内省することを促すことで、潜在的な生きる力に辿りつくことを支える。もちろん一緒に生きる約束をしていく。このことはまさにホスピスケアそのものなのです。

ですから、われわれが地域のなかでケアタウン小平チームとしてホスピスケアを展開しようとしたとき、さきほどお話ししたような理由で子育て支援は当然のこととして最初からわれわれの取り組むべきプロジェクトでした。

米沢　「スピリチュアルペイン」といえば、ホスピスに欠かせない概念なんですが、その眼差しが子どもサポートにまで届くというのは、在宅ホスピス、ケアタウン

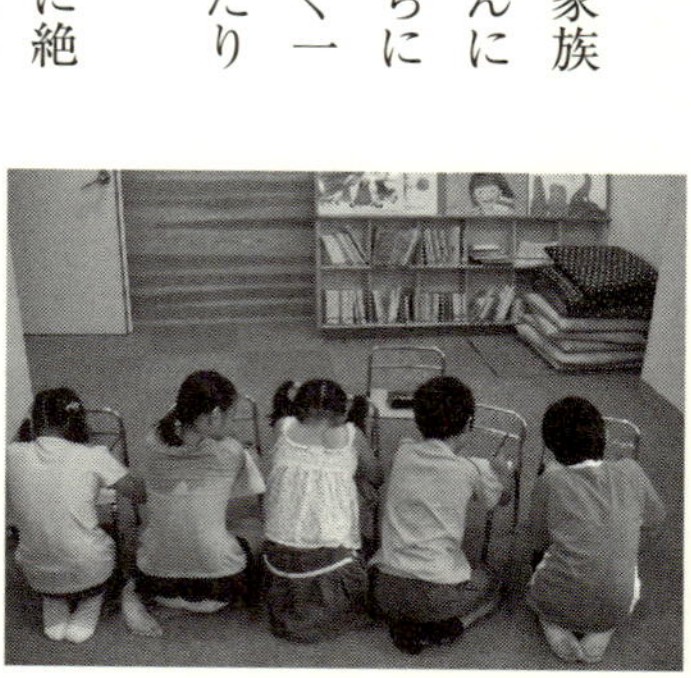

ボランティアの感想を書く子どもたち。ケアタウン絵本コーナー。

ならではということなんでしょうね。

日曜日「集まれ子ども広場」

山崎　毎月一回日曜日の午前中に開催している「集まれ子ども広場」は特徴的だと思います。これはケアタウン小平チームの中核である〈ＮＰＯ法人コミュニティケアリンク東京〉の子育て支援事業の担当理事である河邉貴子さんが中心になって取り組んでおります。河邉さんは『河邉家のホスピス絵日記』（東京書籍、二〇〇〇年）の著者で桜町ホスピスでご主人を看取られたご遺族です。この「子ども広場」は、地域の子どもたちと親御さんたちが、主にケアタウンの中庭で、様々な遊びを創作し、思う存分遊びまくるというものです。この事業には、子どもの遊び専門のＮＰＯとして活躍している「アフタフ・バーバン」に協力していただいております。

そういうことを、毎月積み重ねてきています。また、大家さんの意向で、中庭はフットサルのグラウンドも兼ねており、ケアタウン小平には日常的に子どもたちが遊びに来ています。ケアタウン小平には、医療ニーズが高いために他のデイサービスを利用できない人にも来ていただけるデイサービスがありますが、それはこの中庭と隣接しておりますので、そこは気がついたらいつも子どもの声が聞

ＮＰＯ法人
遊び環境　Museum アフタフ・バーバン
東京西部（武蔵野市・小平市他）を拠点に子どもと大人、地域を〈遊び〉でつなぐ活動を先駆的に展開してきたグループ（北島尚志代表）。ケアタウン小平では月に一度の「集まれ!子ども広場」（日曜午前）を担当。

こえる空間になっていたんです。

「集まれ子どもも広場」に来ていた子どもたちのなかには、成長してケアタウン小平の様々な行事にボランティアとして参加する者も出てきています。

水曜日「幼児英語教室」

山崎　このデイサービスの水曜日の午前中もなかなかユニークです。

遺族会「ケアの木」のメンバーが、ケアタウン小平の登録ボランティア八十余名の二割を占めているのですが、そのご遺族でボランティアをして下さる方のなかに、英語の先生がおりまして、デイサービスでご近所の方々を対象に幼児英語教室を無償で開いているのです。まさに赤ちゃんから幼稚園入園前の子どもたちが、お母さん共々遊びに来るわけです。多いときには十組ぐらいいる。

歌ったり、踊ったりの英語教室ですので、とても賑やかで楽しいんですね。デイサービスを利用している高齢の方々も、うれしそうに参加しています。老若男女が一体化して、その交流の様を見ていると、まさに、これがコミュニティなんだと実感します。

先ほどもお話しましたように、われわれはケアタウン小平を中心に、半径三から四キロと地域を限定して在宅ホスピスケアに取り組んでいます。その地域のな

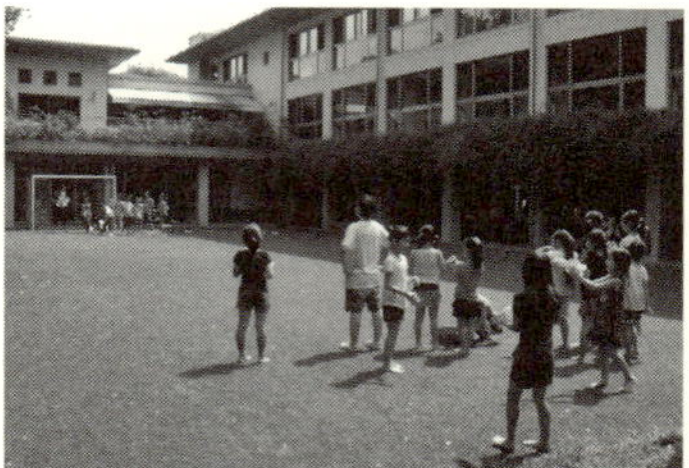

「集まれ子ども広場」の夏の水かけ合戦。

かで、在宅看取りを経験したご遺族が、毎年約七十遺族誕生していくのです。年を重ねるごとに、この地域での在宅看取りを経験した人々の密度が濃くなっていくのですが、「ケアの木」やケアタウン小平でのボランティア活動や様々な行事を通して、だんだんその関係性も濃くなってきているんですね。このように経験と価値観を共有した人々が増えれば、同じ目標のもとに、新たな取り組みができる予感がしています。

家で本人が望む看取りができた。ご遺族は達成感を持って自分自身の人生をきちんと生きることができる。そして、そのようなケアを通してできた繋がりを継続させるべく、われわれのケアの取り組みに参加して下さる。いわばケアの循環が起こってきている。そこは住みやすい地域社会として変わっていくんじゃないのかなと、そして引っ越してでも住みたくなる地域社会ができるんじゃないかな、とそんな予感もしています。

ひとりの再生、家族の再生

米沢　いまうかがって、かなり解ける部分があるんですけど、この在宅ホスピスっていうのは、看取る、見送るという流れを通して、いのちを支える、あるいはいのちを受けとめる力がタウンのかたちになっているということですね。山崎さん

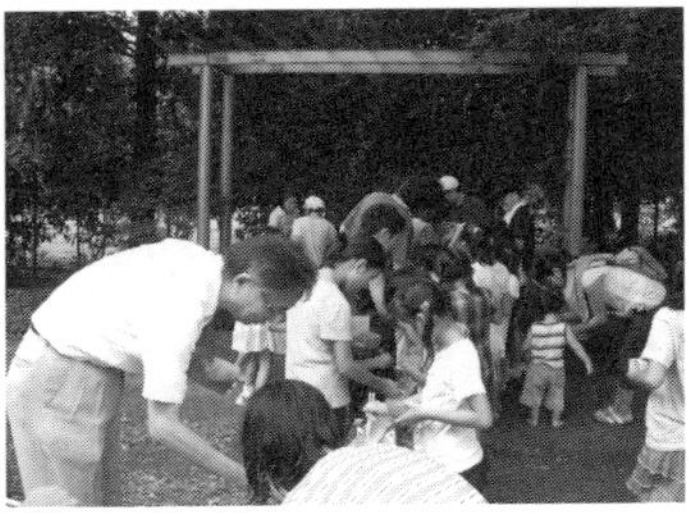

恒例の流しそうめん。

が言われたように家で死ぬっていう、つまり看取られるっていう基盤が薄くなったところで、看取ったという達成感。これが遺族会の基盤になっているということですね。そのバックアップに在宅ホスピスの力があった。

亡くなっていく人を看取り、見送ったというとき、大きな喪失感があるわけですが、在宅ケア支援によって遺族の方の喪失感を、生きる力にふりむけるベースがうまれたというのでしょうか。看取り、看取られるという場に在宅医として参入されて、力になっていくのがわかるシーンがありますか。

山崎　途方に暮れてパニックになっている人が、だんだんとこう腹が据わってきて、変わるんだなあという場面がありますね……。

たとえば、ご主人が退院して在宅が始まる前にわれわれのクリニックに相談に来られた奥さんは、相談外来でも不安がいっぱいという感じで、オドオドしていて、この方、本当に家で看取れるんだろうかと思っていたんですね。初診の往診のときにも、なにかちょっとしたことで、すぐパニックになりそうな感じでした。診察後にこれから起こり得ることを説明すると、その都度声を出してのけぞるような反応をしておられたんです。ただ、ご本人は家に居たいということだったので、とにかくケアタウン小平の訪問看護師さんたちとチームを組みながら、一つひとつケアを積み重ねていきました。

そのうちにだんだんと「何が問題か」ということや、その問題に対してはこういうふうにすれば対処できるんだとか、困ったときには訪問看護や医者にいつでも連絡が取れて相談ができるし、随時往診もしてもらえるんだ、だから医者や訪問看護師に連絡すればなんとかなるんだってことが、だんだんとわかってきたんですね。患者さんの状況はだんだん悪化していくんですけど、奥さんは逆にだんだんどっしりと構えるようになりました。その奥さんはテレビドラマが好きで、最初はオドオドしてたのに、在宅療養の途中からですね、患者さんを脇目にそういうドラマをみて平常通り楽しんでいたりする（笑）。訪問看護師たちが、「えー、奥さん、ずいぶん変わってきたね」と（笑）。

二ノ坂　そういうことは本当によくありますね。最初から、家で看取るという決意のある方はほとんどいなくて、最期はホスピスだ、最期はもとの病院だっていうことも念頭におきながら、「いつそちらに戻られてもいいですよ」というかたちで家に帰ってくる。おっしゃるようにオドオドしながら、ほんとにこの人は大丈夫かなと思いながらみてるんですが、次第に腹が据わっていく。変わっていく姿、本当にあの、成長する姿には、感動してしまいますね。

米沢　在宅医の先生やめんどうをみてくれるスタッフがいるだけで日常の生活が取り戻せていることでしょうか。

二ノ坂　人のなかには、もともと看取る力があって、それが私たちと一つひとつのケアに取り組んでいくなかで引き出されるのかもしれません。初めから「看取り」を意識しているわけではないのですが、日々のケアの先に次第に看取りの姿が浮かび上がってくるというのでしょうか。患者さんと共に死を見つめて生きるという感覚を家族も共有して、それがケアする人の成長に繋がるのかもしれませんね。

在宅の底力

二ノ坂　認知症で肝臓がんの方がいました。糖尿病もあってインスリン注射もしている、水を摂りすぎると心不全を起こす、という方です。奥さんと二人暮らし。娘さんが近くに住んでおり、協力的です。最初奥さんとお会いしたとき、太っていてひざが悪くて、歩くのも大変そうなので最期までやっていけるだろうか、というのが第一印象でした。

訪問すると、ご本人はコタツに座って煙草を呑んでいることが多い。甘いものも、水分も自分でコントロールできませんし、奥さんのいうことはもちろん聞かない。病状がすすんで動けなくなっても、わがままだけはつらぬく。そんななかで、奥さんが淡々と介護に当たっている。感動的でした。

彼女の言葉で、「この年になると、愛よりも情ですね」というのが印象的でした。夫を病院に預けると、尊厳ある扱いをしてもらえない、と認識していましたから、家族で力を合わせて最期まで看ていきましょう、ということを亡くなる一週間ほど前に話しました。もちろん奥さんと息子、娘さんたちも同意しました。家族の持っているケアの力が、成長し発揮されたんだと思います。在宅の底力、といってもいいと思います。

山崎　感動的ですね。自分の大切な家族が亡くなっていくプロセスにきちんと参加していくと、そのなかでいつのまにか成長している。一回りも二回りも大きくなっている。看取ったあとも、きちんと患者さんの想いに応えることができたという達成感を持てるようになっている。そのように、亡くなる人も、残される人に大きなものを残しているんですね。きちんと自分を看取ってくれれば、お前はね、ちゃんと生きていけるんだよと。そういう前向きな力を残してくれるんだなということを改めて感じます。

「小さなたね」のこと

米沢　山崎さんのケアタウンでは子育て支援があります。二ノ坂さんの場合、もうひとつ興味があるのは、在宅ケアの実践の場から、最近は地域生活ケアセンター

「小さなたね」を立ち上げられましたね。

二ノ坂　はい。きっかけは子ども病院から当時一五歳の、重度の障碍をもった女の子の退院相談なんです。その子は正確な診断がついてないんですけど、脳性麻痺の一種かな、体が動かない状態で、うちに相談があったときは気管切開して人工呼吸器をつけてました。そしてこれから家で暮らしたいので、在宅ケアをお願いしたいということだったんです。

さっそく子ども病院でカンファレンスをひらいたんですけど、その病院で在宅のスタッフをいれてきちんと話すのは初めてということだった。まずそれにちょっと驚いた。いままでどうしていたかというと、病院から家に帰る子どもはいるんですけども、家に帰って具合が悪くなったらすぐに病院に行くしかないという状態。しかもお母さんが相談するところは、その病院しかないということでずっと暮らしてきてる。

私が関わってまずそのことに驚いた。大変な状況だな、と。本人もですけど、お母さんたちも。それで私が関わることによって、まずお母さんたちがものすごく安心してもらえそうだった。軽い症状であればこっちが行くことによって対応するし、週に一回定期的にみることによって変化を早めにみつけて対応できる。緊急事態のときもできれば一応行って、その場で対応できるかどうかの判断を医

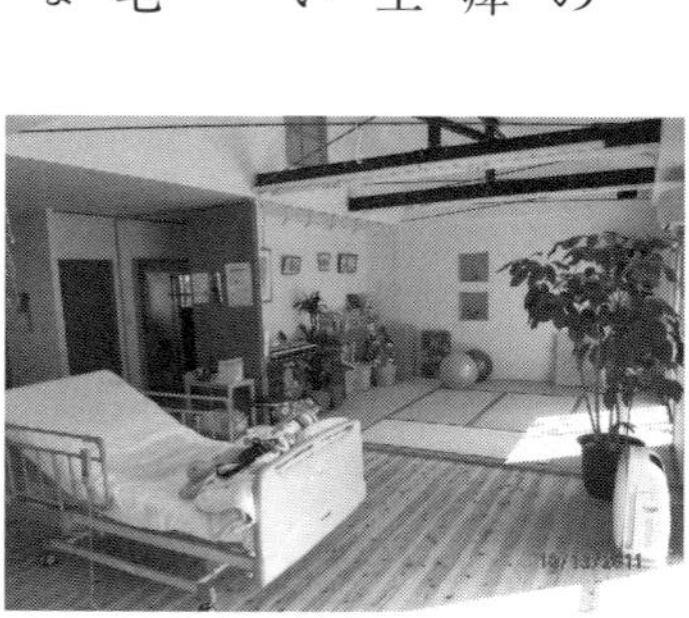

〈小さなたね〉室内の様子。

者がするので、これはここで大丈夫です、これは病院に送って下さいというような判断をこっちができます。そうすると、お母さんたちも安心して家で暮らすことができるんですね。

いま、必要なことを

二ノ坂 でも私が関わっているその子はまだいいですけども、そうでない子どもたちがたくさんいることがわかってきた。しかもいまＮＩＣＵ（新生児集中治療室）などが非常に発達したことによって実際に障碍をもって家に帰らざるをえないという状況があるんですね。そしてそれでも、親御さんたちの会とかいろんな集まりに行くと、非常に豊かな生活がそのなかでは行われていることもわかってきた。でも、そういうものが地域のなかで全然見えない。私たちの側からはほとんどみえない状況にあるというのが、非常に大きな問題だなというふうに思いました。

それでお母さんたちのレスパイト（休息）を少しでもとってもらうということがひとつ。そしてそれを実現するために、いろんな地域の人たちが関わることができないかっていうのを二つ目の目的として「小さなたね」をつくったということです。

最初は、将来的には子どもホスピスが必要ではないかということで「子どもホスピスを考える会」というのを始めたんです。けれど、みんな子どもホスピスに対する想いっていうのはそれぞれに違っていて、いろんな立場の人たちが集まって勉強会やるのはいいんですけども、具体的な行動に移すにはなかなか難しい状況があったんですね。それで最初に紹介した女の子のお父さんと、とにかくいま必要なのは、家族のレスパイトのために子どもたちを一時預かってくれる場所だと。そこから始めようという話になったんです。

米沢　それは医療法人として始められたんですか。

ニノ坂　ＮＰＯでやろうか、医療法人でやろうか、あるいは全く別に個人の家を開放してやろうかと、いろんな方法を考えたんですが、「とにかく作ることが先だ」っていうことで、医療法人で実績のある私たちのところでやるのが一番はやいということになりました。それでやることになったんです。

ただうちには場所がないので、近所で場所を探してある民家を買い取り、そこを改造して、「日中一時預かり」ということで重度の障碍をもった子どもたちを預かるかたちをつくった。

同時に、いくつかの理由で——ひとつは経済的にそれだけじゃとても成り立たないということと、もうひとつは日中一時預かりというかたちだと、そのときはいいけども、やはり家に帰ってからの問題もあるということで、在宅もサポート

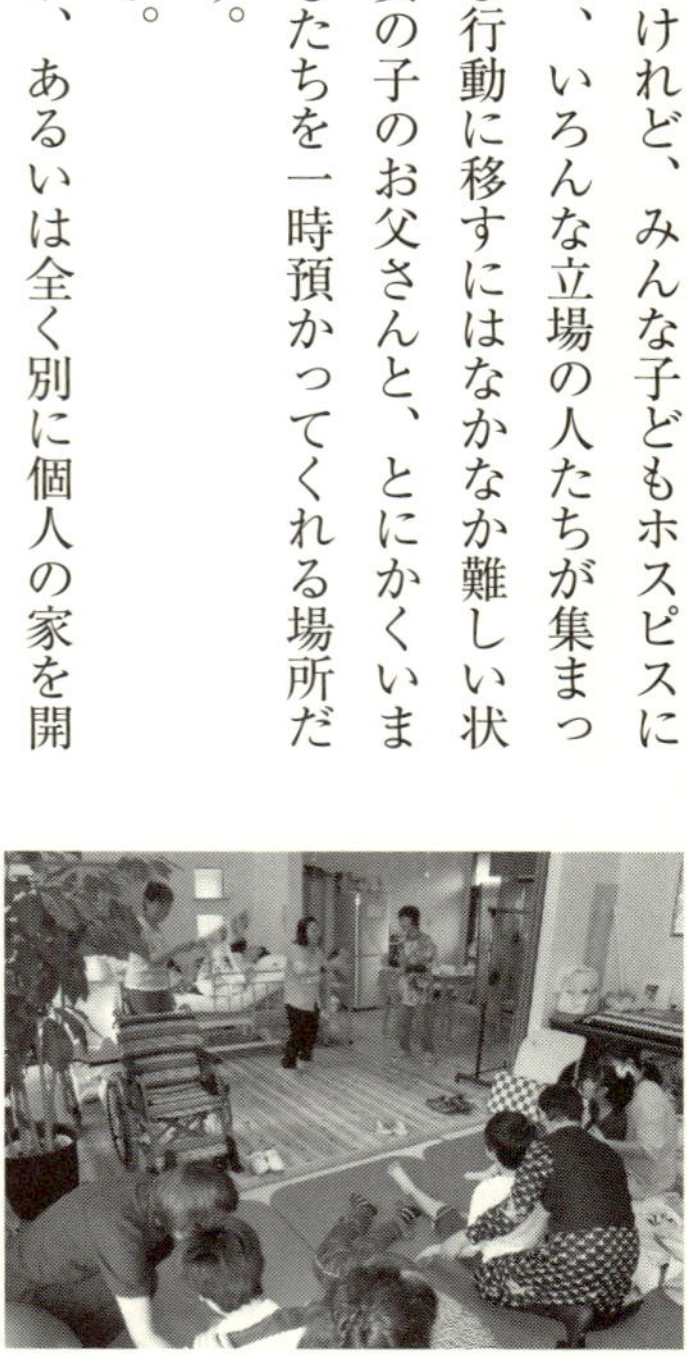

月におよそ四〇名が訪れる。

できるようなシステムをつくりたいということになったんです。それで訪問看護ステーションと訪問介護ステーションも一緒にやっていこうということで三つの機能、つまりレスパイトケアと、訪問看護と訪問介護という三つの機能を持った、地域生活ケアセンターというかたちで「小さなたね」をつくりました。

お母さんに聞こう

米沢　いまのお話も在宅ホスピスという日常の医療活動から自然な流れというか、必然的に誕生したんですね。しかもそのことで思いがけなく地域のケアの空白域を埋めることになっている。

二ノ坂　そうですね。小児科じゃなくていいのかとかいわれるんですけど、小児科もなにもありません。そういう段じゃないんですよね。誰もみてくれなければ、誰かみないといけないし……。

それに一人ひとりものすごく違うんですね。障碍の種類も違うし、対応も全然違うわけですから、「小児科だからいい」とか「外科だからみれない」とかいう問題ではないと思うんです。むしろ家族、特にお母さんに、いろんな場面でどうするといいかってことを聞きながらやっていけば、それがベストなんですよね。そして困ったときは、病院と相談しながらやっていくというかたちです。

在宅をずっとやってきたから、そういう発想、つまり「家で暮らすためには何が必要か」という発想が出てきたんだろうな、と。小児科だけでやっていたらなかなかそういうのは、むしろ出てこないんじゃないかなという気がしましたね。

在宅ホスピス医という仕事

会った瞬間が勝負

米沢　二ノ坂さんの『在宅ホスピス物語』を拝見して思ったのは、患者にとっても、在宅医にとっても、最初の出会いがその後の関係を取り結ぶことができるかどうかのもっとも大事なことだというのが、とてもリアルに伝わってきました。とりあえず在宅ホスピスの条件を考えると、まず患者本人に「自宅で予後を過ごしたい」という意思があり、また家族がそれを理解して支援していこうということがあればよいわけですね。

さらにいえば患者が自身の病状をわかっていること、つまり病状について正しい告知を受けていることが望ましいということになります。けれど、実際には病院でほんとうの病状を聞いていなかったり、告知を拒んでいたりとか家族も聞かせたくないという、いろいろな状況が考えられます。在宅ホスピスの観点からいえば、事態にそんな余裕はないということだろうと思います。

この状況を私が患者になって考えます。仮に治癒を目指して入院治療を受けていたとすれば、「病院を退院して在宅で」という事態はさしあたり病院と医療や医師に見放されたという思いがくるかもしれません。その上、失礼だけど在宅医という町のお医者さんがどこまで信じて頼れるのか、ものすごいストレスがくるだろうと思います。

その点に関して二ノ坂さんは「在宅ホスピスは最初の三日間が勝負」とおっしゃっています。そのへんのところ、ぜひお話してもらえますか。やっぱり相当な力技なんだろうなっていうふうに思うんですけど。

二ノ坂　そうですね。「三日間が勝負」と書きましたが、本当は会った瞬間だと思っています。最初に会ったとき、一目ぼれじゃないですけど（笑）、会った瞬間に、人間誰でも品定めしてますよね。こいつはどんなやつなんだろうと。しかも、私たちが患者さんとおめにかかるときは、日常とはちょっと違う状況です。大事なことは、患者さんや家族は、切羽詰まってるんです。おそらくうちに来るということは、あるいは山崎さんのところもそうではないかと思いますが、すでにいろんなところを回ってきた、あるいはもう他に方法がなくって来るということが特に多いんです。

すぐに対応する

二ノ坂　だから、その場でもし、にのさかクリニックが見捨てるということになると行き場がない、もしくはもとの病院で最期を迎えるしかなくなるかもしれない。だからそのとき心がけているのは、まずはすぐ対応するっていうことですね。とにかく連絡があったときにすぐ対応する。できればその日のうちに、できなければ翌日行くとか、何らかの対応をするということが信頼に繋がります。

もうひとつは、こっちが不安な顔をみせないこと。症状をとったり苦痛をとったりすることは最大限やりますといった話を最初にきちんとすることによって、その場で安心を与えるということが必要だと思います。

あとは具体的に、痛みをとったり、症状を和らげたりすることを、まあ数日かかることもありますけれども、だいたい三日くらい――痛みだったら一日二日で――解決しないといけないと思いますし、数日で少なくともある程度目処は立てないといけないいんじゃないかと思いますね。

山崎　私も、初めて会ったときが勝負かなと思います。初診往診が終わるころには、たぶん信頼関係は成立する。信頼は付き合いの長さではないと思っています。

われわれは患者さんやご家族にとって一番大変な時期に、お邪魔するわけですよね。

私は初診の時に、まず最初に一番困っていることは何かを聞いていきます。そして、たとえば苦痛症状があるんだったらまず可能な限りの症状緩和を約束します。それから、もろもろ患者さんを苦しめている他の症状や、その時点での日常生活上の問題等を確認したあとに、ご自分の病状認識を聞くんですね。たとえば「いろんな経過があって、いまがあると思いますけども、いまのご自分の病状をどのように認識していますか」というようにですね。そうすると、ご自分なりの病状認識を教えて下さるわけです。

親子二人の家を訪ねる

山崎　この間あったことですが、訪ねたのが娘さんとお母さんの親子二人暮らしでした。お母さんが、末期のがんになってしまい、しばらくは病院に通院していたのですが、だんだん動くのが大変になってきた。また、治療法も無くなってきた。しかし、娘さんは働いていて、仕事の合間に看病していた。お母さんはご自身が治癒困難ながんであることは知っていたのですが、出来る限り家に居たいと望んでいたんですね。しかし、動けなくなってきてしまったので、途方に暮れた娘さんが私どもの相談外来にこられたんですね。

外来で病状をお聞きすると、その内容から、ひょっとしたら予後は日の単位かもしれないと思えるような状況でしたので、その日のうちに往診することにしました。行ってみたら本当にやせ細って衰弱しており、息遣いもあらく、今にも亡くなりそうな状態でした。しかし、お話はちゃんとできましたので、いろいろお聞きしました。

「いま一番つらいことは」

米沢　山崎さんとしては、そのときどんなやりとりになるんですか。

山崎　まずは自己紹介をし、患者さんの病歴などは相談外来でご家族からのお話や紹介状から、すでに概略を把握しているということをお伝えします。そのうえで「いま一番つらいのはどんなことですか」と話を切り出します。

その時は患者さんが痛みなどのとりあえずの苦痛を訴えましたので、「それはなんとかしますね」と応えたうえで、「ご自分の病気の経過を踏まえて、現在のご自分の病状についてはどう考えていますか」とさらに尋ねてみました。その方は「私は末期のがんで、もう病気は治らないといわれています。でもいままではなんとか動けたので、死ぬということを実感できませんでした。けれども、この一週間のあいだに急に動けなくなってきたので、いまは死を実感しています」とおっしゃったんですね。それで「いまは死を実感しているんですね」と応え「死を実感しているのであれば、これから先はどうしたいと考えていますか」と聞いてみました。すると「できれば家に居たいけれども、娘に迷惑かけるから入院もしかたがないかなと思っています」と応えてくれました。

娘さんはお母さんがそれまで、ずっと家に居たいと言っていたので、しかし自分の仕事もあるし、動けなくなってきたお母さんをどうしてあげたらいいか悩んでいたんですね。患者さんのお話をお聴きしながら、私はこの患者さんは一週間ももたないだろうなと思いましたので、娘さんに「お母さん、家に居たいとおっしゃってるんだけど、お仕事なんとかならないですかね」と聞いてみました。娘さんが、なんとか介護休暇は取れると思うということでしたので、「それでは明日からでもぜひ介護休暇を取った方がいいですよ」と話しました。それで、お母さんに「娘さん介護休暇とれるようですよ。家に居られますよ」とお伝えしましたら、やつれきった顔でしたが、ニコッとされたんです。

話をそらさない

山崎　それで、さらに「いま死を実感してるということですけれども、他に何か心配なことありませんか」と尋ねましたら、「あります」とおっしゃいましたので

「どんなことですか」とお聞きしましたら「実は、娘が私が死んだら自分も死ぬと言っているのです。それで困ってます」と応えてくれました。私が娘さんに「本当なんですか」と聞きましたら、娘さんが「いやそれはちょっと言葉のやりとりでそう言ってしまいました」とおっしゃったので「本気じゃないんですね」と聞きましたら「本気じゃない」と言うんですね。お母さんに「娘さん本気じゃなさそうですよ」と言いましたら、お母さんはまたニコッとして「よかった」と。

そこで、ちょっとしつこかったんですが、もう一回「じゃあ死を実感しているいま、娘さんになんか言っておきたいことありますか」って聞いたら、「ある」っておっしゃったんですね。そしてお母さんがその娘さんの名前を呼んで「○○ちゃん、ちょっと来て。あのね、私が死んでも、ちゃんと前を向いて生きてってね」って言ったんです。でも、娘さんは泣いてしまって、なにも答えられなかったんですね。すると、お母さんが「ちゃんと答えて」と語気を強めてまた言ったんです。今度は娘さんが「お母さんがいなくなってもちゃんと生きてくよ、前を向いて生きてく」って言っていました。お母さんはホッとしたようにまた笑みを浮かべて、「よかった」と言ってくれました。患者さんは、三日後に亡くなりました。

そのとき感じたのは、その人が死を実感しているといったときに、その話をそらしたりせずに、そのことをこちらがきちんと引き受けて、その状況だとしたら、どうしたいのかということの確認ができたことがよかったんだ、と。

信頼は関わりの長さではない

山崎　だから、まさにそういうことが最初の出会いのときの、われわれの役割なんだと。家族同士ではなかなか話し込むことのできない問題っていっぱいありますし、親とか身近な誰かが亡くなることを前提とした話は、当事者同士はなかなか話しにくいわけです。私たちが、現状における患者さんとしての病状認識を確認することができれば、そして、患者さんが話されたその病状認識を前提として、これから先、何を大切にしたいのか、どうしたいのかということを、率直に聴くことができるし、患者さんも応えることができる、ということなんですよね。

そのうえで、われわれはできることを最大限応援しますねと言って、お互いに握手しあって帰って来るわけです。そういうことです。その方とは看取りまでの数日間しか、われわれは関われなかったけれども、娘さんはお母さんの思いにしっかり応えられたという、やはり達成感を持った表情をしておりました。信頼は関わりの長さではないんです。

人には逝く力がある

米沢　二ノ坂さん、関連していかがでしょう。

二ノ坂　そうですね。毎日いろんなことを経験しているのですが、たとえば今朝もひとり、亡くなったんです。本当に僕の出発を見送るように、今朝九時過ぎにね。今日は一一時半の新幹線に乗ってきたんです。その方もそうでしたが、特にがんの方は、直前まで意識があることが多いんですね。で、体もほとんど動かないですけども、前日まで、ちゃんと手で合図したりとか、うなずいたりとかいうかたちで家族の人たちにきちんと応える。たとえば、孫の女の子たちがいたんですけどね、孫たちにそういうかたちで、応えることが多いですね。

あのやっぱり、そういうとき、僕が思うのは……これは僕の友人が言ったんですけど、患者さん自身は、「逝く力」があると。逝くっていうのは死ぬっていう意味の逝く力。それから家族も「看取る力」があると。逝く力と看取る力ってことを言ったんですね。あ、いいこと言うなと思って、私が言うところのセルフケアとか家族ケアの力とかいうのと、繋がるのかもしれないのですけども、まさにいまの山崎さんの話のなかであった、患者さん自身の逝く力、それから家族の看取る力がもともとある。

でもそれはもし、山崎さんが関わらなければ、その力は充分に発揮できなかったかもしれない。あるいはその残りの日々のなかで、発揮できる機会はあったかもしれないけれども、でも山崎さんが関わることによって、その本人の逝く力と、家族の看取る力が、引き出されたんだなと感じます。

それこそ、在宅だけとは限らないんでしょうけども、特に在宅の場合には、場は家庭ですから、彼らの生きてる場所ですから、そういうものが出やすいし、起こりやすいというか……そこが、在宅のいいところ、魅力に繋がるんだなと思っています。

どこまで踏みこむか、引っこむか

山崎　窮地に陥っている患者さんやご家族だけでは対処しきれていない複雑な問題を、われわれが患者さんのお話を聴きながら、患者さんの過去を少しずつ一緒に辿りつつ、いまある姿に辿りつくことによって、現在の患者さんの苦痛や問題を共有することが可能になる。そのうえでさらに限界状況にいる患者さんから今後のことで希望すること、考えていることなど、これから先のことを一緒に考えてゆく。また、これから何かさらに起こったとしても、われわれは専門家としてちゃんと最期までお手伝いしていきますよ、と約束する。そういった場面での医者の役割、看護師の役割、そんなに差はないと思うんですけども、それがわれわれの役割なんだと思います。そうすることによって、それぞれの役割がみえますよね。自分の役目が果たせれば、家族にとっても達成感に繋がるし、亡くなる人は逝きやすくなるのかなという感じはします。

二ノ坂　そのあたりは少し山崎さんと私の違いがあるなという感じがします。それはおそらく、施設ホスピスを経験してる山崎さんとの違いかなと思うんですけど、まあほとんど一緒なんですけど、山崎さんの場合は、こちらからの働きかけの部分が強いかなと。

私の場合、性格にもよるんでしょうけど、私みたいな引っ込み思案の性格では、いまの家族のありのままを、できるだけそのまま認めようという、わずかな違いだと思うんですけど、そのへんがちょっと違いがあるのかなという感じです。良い悪いじゃなくて。

山崎　私は、重いつらい状況にいる患者さんやご家族が、お互いを慮って踏み込めない問題に、われわれが患者さんとしっかり向き合い、患者さんの本音をお聴きしていくプロセスのなかで、患者さんご自身が自らの問題を整理できるようにお手伝いしていければ良いと考えています。

実感を肯定していく

山崎　患者さんたちは、初めての経験ですから、いま、自分がどの辺にいるのかっていうことがたぶんわからないですよね。いずれ死ぬことはわかっていても、いつ死ぬかもわからないですよね。ただ、過去から現在までを辿って来ることによって、先ほどの方のように、一週間以上前は、まだ動けるから死を実感していなかったと。でも動けなくなってきたいまは死を実感しているといったときに、その実感を肯定していく。肯定したときに初めて、現実の問題になるのだと思います。もし、医者である私が「そんなことないですよ」と言ってしまったら、おそらくそこで話は終わりになってしまう。でも、そのことを私が、否定せずに引き受けることによって、患者さんには未来が開けるのだと思うのです。

自分が感じていることを言葉として表出していただければ、それはたとえば、周囲からみたらすごくネガティブな言葉だったとしても、本人が出した言葉であればそれを引き受けていいんだと私は考えています。そして、そのことを前提に会話を広げていくと、本人の本音が見えてくる。その本音に応えていく工夫をすることによって、本人にも家族にも、先が見えてくるように思います。

三人目の大切なひと

山崎　ある時ですね、七〇代の女性に「いまのご自分の状態をどんなふうに考えていますか」と聞いたんですね。その女性は、その私の問いかけに、言葉が詰まってしまったんです。しばらく沈黙があって、そのうちに閉じたまぶたから涙が滲みでてきました。そしてか細い声で「余命いくばくもないと思っています」と応えて下さった。私は本人の出した言葉だから、そのまま引き受けて、「余命いくばくもないと考えているんですね、そう感じているんですね」と応えたんですね。すると、患者さんは閉眼したままうなずきました。そこで「では、もし余命いくばくもないんだったら、これからどうしたいですか」と聞いた。その方は目を開けて「毎日孫に会いたい」と言ったんですよ。「え、どのようなお孫さんですか」って聞いたら急にニコッとして、孫の自慢話をはじめて、「そういうお孫さんだったら毎日会いたいですね」って。それで、われわれの話を固唾を呑むように聴いていたご家族に「毎日お孫さんに会わせてあげて下さい」と言ったら、ご家族はほっとした表情で大きくうなずいたんです（笑）。

そういうふうに、ご本人の思いをしっかりお聴きしていくことで先が見えてくる。状況としては決して良い状況じゃないし、本人もかなり追いつめられた気持ちでいるんだけれども、追いつめられた気持ちのなかでも、逆に、こちらがそれを引き受けて、「で、どうですか」ってなっていくと、見えてくるものがあるんだなと考えています。

そして、患者さんが、出した言葉の実現を、家族も、われわれも一緒に目指していけばいいんです。

米沢　う〜ん。患者とその家族のなかに入っている医師という構図なんでしょうけど、山崎さんはここで、家族にとっても患者にとっても信頼できる三人目の大切な人になっている、そんな存在になっているんですね。

「よかったなぁ」という連帯感

米沢　ここでは医者としての信頼というのは絶対欠かせないもので、それは役割だし、必要なものですけど、ただ最後は医療とか、そんな役割がみんな消えてゆく。さきほどの在宅ホスピスを通じた達成感という表現に即していえば、介護、看取り、そして無事に見送ったとき、それに関わって「よかったなあ」っていう連携というか、連帯になっていたっていうことでしょうか。これはちょっと私も驚きでしたね。

二ノ坂　いまの山崎さんの話を聴きながらの印象です。山崎さんはとても楽しそうに話します。本当に在宅にはまってるんだな（笑）と思いました。自分が関わることによって相手がひとつのことを成し遂げることができる、こっちも変わることができるということだと思うんですね。確かにそんな経験できるんですね。

米沢　ほんとうにそうなんですねぇ。施設ホスピスにはなかった？

山崎　もちろん施設ホスピスでも、様々な物語がありました。ホスピスケアの核心は場の問題ではなく、関係性の問題なので、適切なホスピスケアがなされれば、施設でも患者さんもご家族も納得できるケアは充分あります。ただ在宅ホスピスケアに取り組んでいる今が、医者の人生のなかで一番いいかなと（笑）。

在宅の奥深さ

米沢　二ノ坂さんも、在宅にはまっていて、けっこう愉しそうですけど、そのあたりについてはいかがですか。

二ノ坂　私は、山崎さんよりずっと前から在宅にはまっています。経験だけでいうと、倍以上になります。それに、国内、国外を問わず、施設ホスピスの見学に行ったことは一度もありません。でも、聖クリストファー・ホスピス（170頁注「シシリー・ソンダース」参照）のことは、ある意味、実際に見学にいった人たちよりも本質を捉えていると自負しています。それは岡村昭彦の『ホスピスへの遠い

岡村昭彦
（一九二九―一九八五）
アメリカの『LIFE』のベトナム戦争報道でデビューしたフリーランスの報道写真家、ジャーナリスト。戦争報道による入国禁止処分を契機にベトナム戦争のルーツを探るルポタージュの過程でアイルランドへ赴き、戦場の死からホスピスの思想に辿りつく。「ホスピスへの遠い道――二一世紀の看護を考えるルポルタージュ」を『看護教育』に連載（一九八三―八五）。最晩年はバイオエシックス運動も含め、看護師への自主セミナーなども精力的に行った。

道』で学んだからです。私のホスピス運動、在宅ホスピス、そしてバイオエシックスの出発点です。

それはさておき、在宅の奥の深さを痛感する今日この頃です。不思議なことに、自分の経験と技量に合った患者さんとの出会いを感じます。いろんな意味で、かなり難しい患者さんを最期まで在宅で看取ったときの達成感は大きいものがあります。しかし、次にはさらに困難な、応用問題のような方と出会います。登山家がエベレストを目指すのと同じような心境でしょうか。

また、在宅では、人生を肯定している方たちと出会うことが多いように感じます。そのような方たち、その家族の方たちとの出会いも、在宅の醍醐味だと思います。

目の見えない肝臓がんの方がいました。六〇歳代です。胆汁を体の外に出すチューブをつけたまま退院してきました。奥さんは卵巣がんの手術と化学療法を受けたばかり。子どもはいません。はじめに話を聞いたとき、難しい、と思いました。しばらくでも在宅で過ごして、その後は病院かな、と考えながら、在宅ホスピスを始めました。

驚きましたね。彼は目は見えないけど、パソコンを自由に操り、メールもホームページ作成も自分でできます。そのための時間がほしくて、自宅に戻ったんですね。目が見えなくても、奥さんが私たちにお茶を出していると、「お代わりは？」と奥さんに促します。この方との二カ月間のお付き合いは、私にとっても大きな意味を持ちました。しっかりと自分の人生を生ききる、ということの意味を教えてもらったと思います。

パニックになっても

米沢　在宅医としての臨床にふれて、お二人には感動的なシーンを伝えてもらったのですが、現実にはほとんどの人が、いざというときは病院で死ぬほかないと思っています。この点についてはどうお考えですか。

二ノ坂　問題はわれわれ医療者の一部や、評論家の一部の人が言ってるだけではなかなか実現できないので、それこそ地域のなかで、それをどういうふうにひろげていくのかっていうことになりますね。

国民の一人ひとりの意識が最も重要で、みんな死を考えることを避ける、いざとなるとその大変なことを「病院に預ける」というようなことでやっている。

たとえばこのまえ亡くなった方で、肝臓がん・肝硬変の女性の方でしたが、吐血したんですね。余命があと一―二週間というような方だったんですけども。そうすると家族がわっと集まってきて、もうこれ以上は無理だ、お母さんが倒れてしまうと。で、入院させましょう、入院させると安心だっていう。入院させると安心だっていうのは誰が安心なんですかっていうと、自分たちが安心なんです。

もう少しつっこんで「じゃあ本人にとってはどうですか」と問います。「病院に行っても、病気そのものは治らないので症状は変わらない。でも病院に行ったらどうなるかっていうと患者さんにとっては家族から離されるという孤独を背負わされる」と。病院に入院するのは、治って帰るために入院するんですよね。いま入院すると、家族から見離されて孤独のなかで死んでいくために入院するってことになります。「間違ってませんか」って話をすると、「そうですね」と納得することが多いです。

それでもどうしてもだめだという場合もありますけども、その方の場合は娘さんたちにそういう話をして、「じゃあ血を吐いても私たちがちゃんと対処しますから」と伝えて、「そのかわり今はお母さんの一大事なんだから、娘さんたちも少し無理をして協力して下さい」と。息子さんもいたので、お嫁さんと何人かでやればお母さんもなんとかできるんじゃないですか。夜中に血を吐いたときはクリニックと訪問看護ステーションで必ず対応しますというかたちで最期までいくことができました。

米沢　確かに、そこまでくるとパニック。思考停止になったら、救急車、すぐ病院ということになって看取りの機会を失ってしまうことになりかねないですね。

二ノ坂　そうなんです。だから、その家族がそういう経験をしたということは重要で、じゃあ今度は、たとえば自分たちとか自分の兄弟がそういう事態になったときは、病院入ったらどうなるんだろうということまで考えると思うんですね。そういう、わずかずつではありますけどコミュニティを構成する一人ひとりの人たちの死生観とか、死に対する考えを啓発というか、やっていかないといけないなと。在宅のそういう役割も大きいんじゃないかなと思います。

山崎　地域のなかで、大事な家族の一員を家で看取った経験を持ち、従来とは違った死生観を持った人たちが増えていけば、地域社会は変わっていくのではないかと期待しています。

「救急車は呼ばないで下さいね」

山崎　ところでいま二ノ坂さんのお話を聞いていて同じこと思ったんです。

これから在宅での療養が始まろうとしているときに、ご家族に「これから先のことで、どんなことが心配ですか」と尋ねますと、「急変したときです」と。それで、「急変というのはどういうことを想定しているんですか」とさらに尋ねますと、「亡くなりそうなときです」と。

そこで、「この病気の経過のなかでは、残念ながら、亡くなるということは予測されていることですね。だからこそ、最期はご自宅でということになったのですよね。ですから、亡くなりそうだということは、それは急変ではなく、予測されたことが予測されたように起こってきたと考えて下さい。亡くなっていくことは、この病気のひとつの経過なんですね。いずれにせよ、何らかの変化があり、判断に困ることがあれば、いつでも私たちを呼んで下さいね」とお伝えします。

そのうえで「わかっていてもあわててしまうかもしれませんが、絶対に救急車は呼ばないで下さいね。救急隊の方々は病気の経過や事情によらず、とにかく救急搬送依頼があれば、蘇生術をしながら救急病院に搬送するでしょうし、救急外来では人工呼吸も含めた救命処置がなされてしまいます。せっかくご自宅で、穏やかな最期を迎えようとしている大切な時間はめちゃめちゃになってしまいますよ」と説明します。このことはあらかじめ、確認しておく必要がありますね。

米沢　確かに。在宅ケアではそうした事態に直面しそうですね。「急変」という言葉を口にするときの家族の不安は大きいでしょう。

具体的に伝えておく

山崎　末期がん患者の約二〇パーセントは急変で亡くなるといわれています。であればこそ、少なくともご家族には、最初から急変も含めた予測される変化についてお話しておく必要があるのです。このことは、病状の変化の有無にかかわらず、くりかえし説明していった方が良いですね。病状は変わらないのに、症状コントロールが上手くいくと、良くなったかのように錯覚してしまう患者さんやご家族は少なくないからです。

米沢　それにしても、「急変」という事態はどう受けとめたらいいんですか。

山崎　以前、認知症で胃がんの末期だった男性患者さんを在宅で看取りました。この方は、時々吐血するんですが、そのことを忘れてしまうんですね。それで、診察のたびに、体調はどうですかと尋ねても、いつも「まあまあです」とか「大丈夫ですよ」と応えるんですね。何回か訪問しているうちに打ち解けてきて「先生髭が似合うね」と言われたり、そのかたは無精ひげだったのですが「いや、あなたも似合いますよ」などと応えると、笑顔になったりして、けっこう和気あいあいの訪問時間だったのですが、急変の可能性としては大量吐血による死亡が予測される方でした。また、治療を受けていた病院からも吐血で来ても輸血はしませんよと言われていました。ですから、吐血による急変はご家族も覚悟はしていたのですが、しかし、実際に大量吐血があり、周囲が血液で真っ赤になれば、わかっていてもパニックになってしまうことは少なくありません。

そこで、私は吐血をしても驚かなくても良いように、普段から枕元のシーツのうえに、赤か茶色のバスタオルか毛布などの敷物を敷いておいて下さい、それを敷いておけば、吐血があっても、その色にまぎれて、びっくりしなくて済みますよ、とアドバイスしました。

次の訪問のときにはちゃんとそうしてあったんです（笑）。まさに、その方は吐血による大量出血の急変で亡くなったんですが、往診すると、奥さんは、ちゃんとできました！　という感じで、しっかり看取られたんです。

ニノ坂　具体的にこうしたらいいっていうことをきちんと伝えておくことですね。ですから、急変しても、そのことの説明と対処法をあらかじめ具体的にお話しておくと、大抵のことは、ご家族がちゃんと対処して下さいます。

おっしゃるように家族がみんな急変、急変っていうんですけど、それは「急変」じゃなくて「自然な経過です」という話を私たちの場合もします。

米沢　在宅ケアチームはそういう事態に対処できる態勢ができているからでしょうね。また、いまうかがっていて「救急車を呼ばないで」という言葉は、山崎さんが『病院で死ぬということ』の中で、「ぼくは蘇生術はしない」と宣言してホスピス医になられたときのようなインパクトがあります。「救急車を呼ばないで」とは、在宅ホスピスのキーワードのようにも受けとれます。これは「急変時であっても私たちが隣りにいます」という力強いメッセージなんだ、ということがわかりますね。

食べられなくなったとき

山崎　「その他に、何が心配ですか」と尋ねますと、「ご飯が食べられなくなってきたら、どうしたらいいでしょうか。がんで死ぬのはしょうがないけど、餓死で死なせるわけにいかないです」という場合もあるんですよ。その場合にも、病気の経過や、その時点での病状を踏まえて、今後のこととして、食事摂取量が減少することの意味などを説明します。

たとえば、一般的に、ぱくぱく食べられる方が突然のように亡くなることは、脳卒中や心筋梗塞など以外にはあまりないことで、がんの場合、飲食できなくなってくるということは、多くの場合、病状の悪化にともなう衰弱を表しており、体がそれ以上の水分や食事を受けとめきれなくなっている状態であること。だから飲めなくなる、食べられなくなるということは、この病気としては自然の出来事であることなどを話をしていくと、「ああそうかもしれませんね。だったら、飲食が少ないからといって、むりやり口に押し込んだりしなくても良いんですね」とわかって下さることも少なくありません。

二ノ坂　自然の流れですから。

山崎　それでもやっぱり実際に飲食が減ってくると、自然のことなんだとわかっていても、ご家族は不安になってくることもあります。そこで、本人にも確認しながら、少し点滴でもしてみますか、と提案しますと、患者さんも少しならしてもいい、と受け入れてくれます。われわれの点滴法は腹水や、腹部にむくみが無ければ、基本的には腹部への皮下《ひか》点滴法を用います。

この皮下点滴法は通常の静脈への点滴と違い、血管を使わず、主に腹部の皮下組織を通して点滴を体内に補給する方法です。血管を使わないため点滴もれや出血などの危険が少なく、ご家族が看病することの多い自宅では安全にできる点滴法です。一日当たり二〇〇CCから五〇〇CCの電解質輸液を施行しています。数時間で終了しますので、患者さんの負担もそう多くなく、ご家族も納得してその後の経過を見守れることも多いですね。もちろん、一切の延命処置を希望しない方もおりますので、その場合には苦痛緩和に専念し、少し口を湿らす程度で点滴などはせずに、あとは自然経過に任せる方もおります。

自然な経過であるということ

山崎　いずれにしても、いま起こっていることを異常なこととして理解するのか、それとも現象は異常のように見えても、病状の変化にともなって起こっている自然の出来事として理解するのかということですが、これらについても、これから先に予測される変化としてあらかじめ説明しておくことで、多くのご家族は、病状の変化にともなう、やむを得ない自然な変化と捉えて下さる。

二ノ坂　家族は自分たちで看ているので、こちらからきちんと説明をすると、充分納得できますね。これ以上水をやったら、体が受けつけないんだ、食べ物も食べたいんだけど、体が受けつけないということを話すと、納得していただけますよね。

山崎　また、いまのような変化自体は、病院に行ったとしても、変わらないと説明します。ただ、病院はなにもしない方を入院させることは基本的にはないこと、結果的に高カロリー輸液などの過剰な医療がなされ、本人が苦しんでしまうことが多いこと、なども説明します。いずれにしましても、いま起こっていることはどこにいても変えようがない変化であることを共通認識するようにしています。

さらには、変えようがない変化に対して、どこまで医療をするかという話になった場合、ご家族が、だからといってなにもしないわけには……と、逡巡する場合には、先ほど述べましたように、本人に確認後、少量の皮下点滴を行う場合もあります。腹水やむくみなどの現象に関しては、これらは結局は、体が受けとめきれない水分が溜まっているので、点滴によって水分を負荷すると、今以上に腹水やむくみが増えて、患者さんの苦痛が増加してしまう可能性が高いことなどの説明もします。「いまでもしんどいんだから、これ以上苦痛が増してしまうようなことはどうなんでしょうかね」って話をしていくことによって、家族も「そうですね」と了解できることも多いです。

ところで、点滴も含めた摂取水分を減らしていくと、腹水も減るし、むくみも減ってくるんですよ。しかも、水分が入ってないのにちゃんと排尿があるんです。体が腫れやむくみなどの水分をですね、きちんと利用しているんですね。そして、腹水が減り、むくみが軽減し、それまでそれらで苦しんでいた患者さんの苦痛は減少するんです。このように体にとって余分な水分のむくみは、だんだんとれていって、本来の自然な体にもどっていくというプロセスをけっこう経験しますよね。

二ノ坂　そうですね。全くその通り。

「一点の好意」で患者は生きる

米沢　これまでのお二人の話をうかがっていて、実は夏目漱石の「医者の好意」という言葉を思い出したところです。

漱石は自分は病気をするために生まれてきたようなものだといっているほど病気持ちで、その都度患者として医者や看護婦を観察していろいろ書いているんですが、当初は、「医師は職業である、看護婦も職業であり、礼も取れば、報酬も受けていて、ただで世話をしていない。職業上の義務に忠実なだけである」という冷ややかな言い方をしていました。ところが、修善寺の大患といわれる胃潰瘍による大吐血で人事不省に陥ったとき、医師や看護婦への漱石の評価ががらりと変わるんです。そのときの入院や在宅療養体験から、漱石は「医者の仕事には職業上の義務のうちには半分の好意が溶け込んでいる」と言っています。また「病人は彼らのもたらす一点の好意によって急に生きてくる」と言っています。

医者の好意という無償性は病人の大きな支えになるものだ。これは文人漱石の大きな発見だったといえます。

現在のような高度な医療技術にともなう病院施設では、漱石がいう医者の好意は見えにくいでしょう。むしろ医学的専門的な技量がもとめられているところかもしれません。逆に医師の好意、技量を包み込むような医療が欠かせないのが在宅ホスピス、そういうふうに思います。「病院で死ぬのはもったいない」っていうメッセージもそこに足場があるからでしょう。

医師よ、病棟をはなれ、町へ出よう

ホスピスはやっぱり在宅だな、と

山崎　私は外科医として一般病棟で仕事をして、その後施設ホスピスで一四年間働いてきました。そして当初は施設ホスピスの重要性をずっといってきたんです。

私はまちがいなく施設ホスピスが主流になる流れを担って来たんですけれども、これからは在宅ホスピスを主流にしていかなくちゃいけないと考えるようになっています。施設ホスピスはあくまでも在宅の補完的な役割でなければならないと。いままでは、在宅での取り組みが一番しっくりきているんですよ。まぁ、もっと早く目覚めてもよかったのかなという気もするんですけれど、ただ、一般病棟、施設ホスピスでの経験は自分にとってはどうしても必要なプロセスだったのではないかと、自己肯定をしています。

私が在宅に取り組むようになってから、在宅ホスピスケアに先進的に取り組んでこられた川越厚先生に、お前は以前施設ホスピスの方が重要だみたいなことを

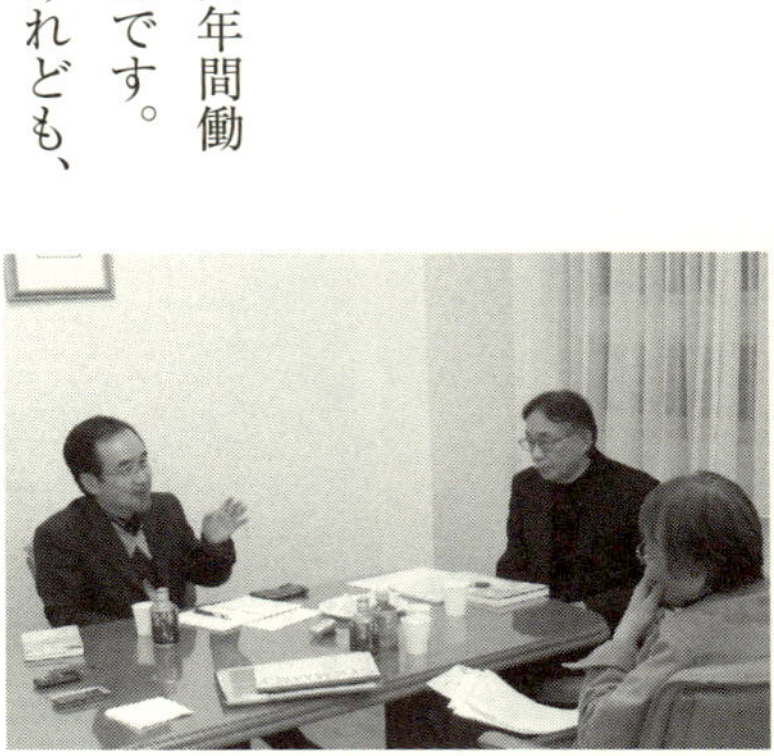

川越厚
クリニック川越院長。産婦人科医、白十字診療所在宅ホスピス部長を経て現在は在宅ホスピスケア支援の活動を精力的に行っている。

言っていたといわれたんですね。私には、そういう記憶はないんだけども、いまは確かに川越先生がおっしゃる通り、ホスピスケアは在宅だな、と思いはじめています。在宅の方が患者さんやご家族のニーズに基本的に応えやすいです。

みんな家での最期を望んでる

山崎　多くの人が、在宅での最期を望んでいる。しかし、結果的に一〇パーセントちょっとしか在宅死になれないというのは、これはやっぱり本来的な国民ニーズに応えていないということです。そのニーズに応えていくことがわれわれ社会の役割でもあると思いますね。在宅ホスピスケアのよさに目覚めてしまった以上は、これを主流にするのが私の役割だと思っているんです。

ニノ坂　私は、山崎さんの活動に関しては以前からずっとフォローしてきて、桜町ホスピスに行かれる前の確か千葉県の八日市場でターミナルケア研究会をされているころからいろんな雑誌でちょこちょこ拝見してたんです。外科として、病院から施設ホスピスへ、そして在宅ホスピスへと変わっていって、非常に正直な人だなと思います。非常に敏感だし、正直だという感じがして、おそらく大概の人たちはだいたいそういう経緯をたどって行くことがむしろ多いのかなと。だからそういう意味では山崎さんはすごくブレずにやってきたんじゃないかなと感じてます。

で、私はどうかというと、さあ今日から在宅ホスピスをやるぞと結婚式で宣言していたわけじゃないので（笑）。まあ自然な流れとして地域、田舎にいて、地域医療に取り組み、それから福岡に出てきて、在宅医療をやろうと。そのなかから、自然なかたちで看取りも含めていわゆる在宅ホスピスをやろうという、そんなかたちで始まったという感じですね。

毎日訪問しなくても

山崎　さきほど、私が今後のホスピスケアは、在宅主流にすべきだと考えていると述べましたが、現在と比較して施設ホスピス時代のことをよく考えるんですよ。いまは在宅で患者さんたちを、毎月六、七人と看取らせていただいています。しかし、亡くなるまでのあいだの訪問回数はそんな多くないですね。

亡くなる一週間前くらいになると、一日おきとか、たまには連日ということもあります。しかしほとんどの場合、連日訪問はしておりません。訪問看護師さんたちと上手く連携とれれば、毎日行かなくても大丈夫なんです。多くの場合一週間に一回われわれが訪問して、訪問看護師さんたちも週に一回か二回訪問する。それでも、患者さんたちの人生は完結していくわけですよね。

つまり、生活の基盤さえしっかり守れていて、そこに必要な医療や看護がポイントさえ押さえていけば、ちゃんと人生は完結するんだ、と思えてきた訳です。

米沢　いまのお話を医療機関の問題に置き直してみればわかります。いま施設ホスピスは緩和ケア病棟（ＰＣＵ　Palliative Care Unit）と呼ばれており、ホスピスケアは緩和ケアと呼ばれています。亡くなる人をサポートする生活の場からもっとも遠いところになっています。痛みを取る疼痛《とうつう》ケアにも、山崎さんの「スピリチュアルペイン」という考えは入っていないようにみえます。医療としての疼痛ケアにとどまっています。

山崎　疼痛ということでいいますと、痛みの感じ方が病院や施設ホスピスよりも軽減しているように思えることや、在宅看取りを通して家族が変化し、強くたくましくなっているように感じることなども多いです。これらもまた、在宅という場の持つ力なんだと思います。

たとえば、ご主人ががんになり、在宅で療養していたのですが、認知症の奥さんが看病していたんです。ご主人はしっかりした方で、まだご自分のことができていたんですが、いずれ病状が悪化してきたときには、とてもこの奥さんでは看取りまではできないだろうと考えて、入院のタイミングを見計らっていたのですが、病状が悪化してくると奥さんはだんだんしっかりしてきて、結局在宅看取りができちゃった方もいました。

認知症の方々は、短期記憶障害が中核症状のひとつで、これが日常生活の困難を増しているわけですが、人の生死などの人生の一大事は、過去にすでに経験してきてるわけですよ。すると、何が大事かってことは忘れてないんですね。

同じように奥さんが認知症の、末期がんの患者さんが在宅療養を希望していたんですね。この方の場合は同居している息子さんが中心になって看病していたのですが、認知症の奥さんは、われわれが患者さんを診察していると必ず側に来て「私も診て、私も診て」と訴えるんですね。いつも、困ったなと思いながら対応していたんですが、やがて息子さんが看病に疲れて、患者さんも家族に迷惑をかけるからと施設ホスピスに入院したんです。

ところが、患者さんはやはり家に居たいと言って、途中から退院してきたため、また在宅療養が再開されました。入院時に比べ、だいぶ状態が悪化していました。認知症の奥さんにも、病状が良くないのはおわかりになられたようでした。ところが、そのころから、それまでが嘘みたいにシャキッとするようになったんですね。われわれが診察に行っても、もう「私診て」ではなく、少し離れたところから心配そうに診察風景をご覧になっているんです。そして、われわれが診察を終えて退去しようとすると、玄関先まで送りに来て「ありがとうございました!」

っておっしゃるようになったのです。認知症といわれている方々も、大事なときにはきちんと役割を果たすのだと思いました。だから私は認知症の人を侮ってはいけない。大切な場面から疎外してはいけない、ということを実感してます。

在宅ホスピスケアに取り組んで見えてきたのは、施設ホスピスや病院にいたときには見えなかった家族の姿です。在宅で大変な思いをしながら介護や看病をしている家族の姿がまるごと見えてくるわけです。玄関開けると、そこには整理されていない履物が、そのままごちゃごちゃになっているとか、廊下に洗濯かごに入ったままの洗濯物や、取り込まれたままの洗濯物が溢れていたりするとか。そのような場面を見れば、家族の疲弊を、少しでもなんとかしなくちゃという思いに当然なりますし、そうすると二ノ坂さんの発想になってくると思うんですよ。これは、現場じゃないと絶対見えてこないと思います。

休息の場としての施設ホスピス

山崎　しかしそうはいっても、在宅ではやっぱり家族はどうしても疲弊します。症状のコントロールがちょっと難しい場合もあります。

そういうとき、在宅に戻ることを前提に施設ホスピス（緩和ケア病棟）に一定期間入院する、要するに在宅を継続するために家族がひと休みできることを目的としたレスパイト入院ができれば、在宅ホスピスケアの継続が可能になると思います。施設ホスピスはこのような在宅ホスピスの補完的な役割が本来の姿だと思いはじめています。

二ノ坂　在宅ばっかりやってきた私としては、山崎さんがそういうふうに言ってくれるのはとても心強い。

さっきも言いましたように、山崎さんは本当に日本のパイオニアとしてホスピスをやってこられて、それからホスピス緩和ケア協会の理事長も六年間務めて、大変だったと思うんです。だから山崎さんの発言っていうのはとても重いと思うんです。日本のこれからの医療を担う人たちにとって。そういう点でも、僕が「在宅いいよ」と言うのと山崎さんが言うのとはやっぱりずいぶん違うと思うので、在宅と施設の連携の必要性といったことは、ぜひこれからも大声で言っていただきたいなと思います。

施設と在宅の連携

米沢　在宅ホスピスと施設ホスピスは、現状では連携はできていますか。

二ノ坂　残念ながらそれはないようです。もちろん最近ずいぶん変わってきたし、一部分できているところもあると思いますけども、施設ホスピスが、役割として在宅を支えるというような意識をもっているところは本当に一部で、大多数は在宅を支える意識、ないんじゃないかと思います。自分たちのところで完結しようという意識が強いのではないでしょうか。ホスピスとか緩和ケアに関する規制は、病棟を念頭においていますから、そういうものと私たちの在宅ホスピスは全く無関係に存在すると思います。

僕らの側から言うと、その病診連携や地域の連携に関しては、当院のソーシャルワーカーを中心に拠点病院や地域の中核病院などとつくってきました。また、クリニックと施設ホスピスそれぞれとの関連は、これまでの繋がりのなかでできています。ですから実際には、拠点病院から患者さんを紹介いただいたら、在宅ホスピスを主としながらいざというときに備えて、施設ホスピスに入院相談を行うということもあります。

施設ホスピスの役割というのは、在宅の側からも大きな声で伝えていかないといけないと思います。在宅と施設ホスピスとが一緒になって、地域のなかでのホスピス運動として、それぞれこういう役割をするんだと。

たとえば、いま言った症状コントロールやレスパイトだとか、あるいは最終的な看取りをやる場合もあるし、それから、地域の医療者の緩和ケア教育や住民に対する啓発など、そういうことをきちんとやっていくんだということをお互いに、在宅の側も、施設の側も、了解してやっていくことができるといいなと思いますね。

米沢　施設ホスピスの役割を医療機関内の問題にしないで、地域にひらいていくことが大事だということですね。

山崎　そうですね。ですから施設ホスピスの役割は消えるわけじゃないんですよね。従来のように終の棲家としての施設ホスピスじゃなくて、あくまで在宅を補完する役割を担う場所と位置づけるわけです。また、そこには、様々な課題を抱えた人が短期集中的におりますから、研修場所としては最適なんですよ。

二ノ坂　そうですね。

山崎　末期状態の様々なステージがありますので、症状コントロールからスピリチュアルケアまでいろいろと集中的に学ぶことができます。

二ノ坂　それからもうひとつ、連携ということでいえば、これからの課題としてあるのが、在宅ホスピス同士の連携。これをやっていかないと、在宅ホスピスの普及と質の向上はないだろうなと感じてます。連携という視点でいうと、そういうかたちが望ましいと思っています。

がんだけでなく

二ノ坂　さきほど川越先生の話が出ていましたけれども、川越さんは、在宅ホスピスと一般の福祉系の在宅とは違うんだということを言われるんです。つまり期間が短く、厳しい症状コントロールが要求される、末期がん対象の在宅ホスピスと、年単位でゆっくり変化していく高齢者の在宅ケアは区別して考えるべきだというのですね。僕の場合は、その幅広い在宅ケアの基盤があって、そのなかに、というか、そのうえにというか、在宅ホスピスという役割があるんだろうなという感じをもっていますね。

山崎　私もいま現在の在宅の取り組みでいえば、だいたい百人くらいの患者さんが常時いて、そのうち三割は末期のがんの方ですけど、七割は慢性疾患の方たちなんですね。慢性疾患の人たちは、もう三年五年と付き合ってきていますが、最近ぼちぼちと亡くなりはじめています。在宅を開始して七年近くなりますが生きている人もいます。でもがんの方たちは短期間で亡くなり、どんどん変わっていきますので、年間を通せば、人数としてはどうしてもがんの方が多くなりますが、がんに特化しないかたちでのホスピスケアを、地域のなかでやっていきたいと考えています。

ただ、がんで亡くなる人の数は増えていますし、在宅ケアの依頼を受けて、その方たちの半数以上は一カ月以内の人生ですので、可能な限りお手伝いしたい。

慢性疾患の人からの在宅ケアの依頼ももちろんありますが、慢性疾患の方々をたくさん引き受けてしまいますと、がん患者さんに対するサポートが不十分になってしまいます。それで慢性疾患の方を一定の割合では診るんですが、それを超えそうになった場合には、申し訳ないけれども今はがんの患者さんたちがたくさんいますので、お手伝いが難しいとお断りすることもあるんですね。ただ、必ず一定の割合では非がんの患者さんの在宅もしていこうと。それはわれわれにとってのバランス感覚でもあるんですね。

慢性疾患の方々と長い人生を共にしてきて、その最終場面を一緒にすることはそれだけの大切な意味もあります。ただ、がん患者さんのなかには在宅を開始した時点で、日の単位と思われる方もおり、短期間でその最終場面と直面するわけですから、そういう人たちにとっては、それなりの専門性を持って取り組んでいるわれわれの役割は重要であると思っています。

ホスピス病棟はいらない？

山崎　施設ホスピスに医師がいるとすればそれなりの専門性を持っていてほしいと

思うんですけども、しかし、在宅医がホスピスケアに関してそれなりの専門性を持っていれば、施設ホスピスに医者が常勤していなくてもいいのではないのだろうかと、在宅でのホスピスケアに取り組んできた経験を通して、そう思えてきたんです。

二ノ坂　それもいいですね。それこそ緩和ケア病棟に常勤の医者はいなくって、在宅の医者が非常勤で、交代でみるとかね、そういうのもいいですね。

山崎　それでもいいのではないかと思うんですね。私は六年間、日本ホスピス緩和ケア協会の理事長をしていましたが、あるとき、いまお話したことに気がついて、協会のニューズレターの理事長の新年の挨拶に書こうとしたんですが、緩和ケア病棟が会員の多くを占めているその協会の理事長が従来の緩和ケア病棟のあり方を否定するようなものはやっぱりまずいんじゃないでしょうかということで、ひっこめたことがありました（笑）。

二ノ坂　でも名古屋の「死の臨床研究会」で私たちがシンポジウムに参加したときに、「今のままだったらホスピス病棟いらないんじゃないか」って発言をされましたよね、会場で。

米沢　あの発言のあとすぐに、どなたかに「山崎さん、いま大変なこと言ったのわかってますか」って言われて（笑）。

死の臨床研究会（名古屋大会）
一九七七年、ホスピスや終末期医療に関心のある医師らによって創立されたターミナルケア（死の臨床）の研究団体。毎年、日本各地で行われる死の臨床年次研究大会は、二日間かけて医療関係者、学生、関心のある一般参加も含めて開催される。第三三回死の臨床年次研究会名古屋大会（二〇〇九年）のメインシンポジウムは「ホスピスへの遠い道　その歴史と現在・未来——マザー・エイケンヘッドと岡村昭彦」。講演者は米沢慧、細野容子、栗本藤基、二ノ坂保喜。

山崎　まあ大変なこと言うつもりはなかったんですけどね。ただ、何度もくりかえしますが、医者や看護師がずっと側にいなくても、在宅できちんと人生を終えていくじゃないかということをたびたび経験しますと、従来の施設ホスピス（緩和ケア病棟）における医療者の役割は少し過剰だったのではないかと考えざるをえなくなるんです。

施設ホスピス医の時代、私は何をしてたかというと、一日二回は患者さんのところに行っていましたし、看護師さんたちはしょっちゅう行ってるわけですよね。在宅での現実を考えますとあれは本当に必要だったんだろうか、というのが私にとっての今の振りかえりなんですね。もちろん、そのときには必要だと思ったんですよ。だから、朝に行って夕に行って、看護師さんたちはそうすると、もうそれこそ二四時間でしょ。

ニノ坂　たぶん、先生が病棟にいたころに患者さんのところに行って話を聞いてた、というその役目は在宅では他の人が担ってるということですね。

山崎　そういうことかもしれないですよね。だとすると、本当にホスピスにそんなに医者や看護師がいるのかと考えてしまうわけです。

医師たちよ、街へ出よう

山崎　大胆に、しかし現実的に考えても、現在ある施設ホスピスに、患者さんたちの生活が継続できるように、がん患者さんやご家族の状態や想いに配慮できる、しっかりとした介護があれば、そこにホスピスケアの専門性を有した外付けとしての訪問診療や訪問看護が出向けば、現状のような医師や看護師の配置は不要になるのではないかと思い始めているのです。在宅では、それでも患者さんの人生がちゃんと完結しているからです。

介護する人たちがきちんとしたケアをして下されば、そんなにしょっちゅう看護師さんがいなくたって——いや看護師さんはいた方がいいのかもしれないですけども、医者はしょっちゅういなくてもいいんじゃないかなと。

ニノ坂　少なくとも医者はあまりいらないですよね。

山崎　はい。それで、その協会の新春のご挨拶に書いて、その後アドバイスがきてひっこめてしまった文章のなかで、私は、「ホスピスのドクターたちよ、病棟を離れて街へ出よう」と、そして在宅療養を支えましょう、とも訴えたのです。

ニノ坂　それって全然、まともじゃないですか。

山崎　いや私はまともに考えて書いたつもりでしたが、緩和ケア病棟の会員が正会員のほとんどを占める協会の理事長としては、緩和ケア病棟に常勤の医者はいらないんじゃないかっていうことを書いちゃったもんですから、それはやはり立場上まずかったかもしれないと思い、すぐにひっこめたんです（笑）。

二ノ坂　緩和ケア病棟に医者の常駐はいらないという意味ですね。

山崎　そうです。たとえば、二ノ坂さんが在宅やっていって、現在の緩和ケア病棟に、必要なときに訪問診療や往診をする、そのかわり病棟の看護師さんたちにきちんとした専門性を持ってもらって、ある程度、対処をしてもらう。それは在宅だって同じことをやってきてるわけですよね。そうすると在宅でホスピスケアのできる医者が増えるし、レスパイトの場所がしっかりあれば、家族も安心して在宅での看病ができるんですよ。

　私たちだって、家族が疲れ切ったときに、われわれが診療でき、安心して生活を継続できる場所としての緩和ケア病棟があれば、まさに切れ目のないホスピスケアが可能になるのではないですか。今後はそこまでできれば良いと思いますが、いかがでしょうか。

「看取り」を地域のなかに取り戻す

山崎　身近な家族の誰かが亡くなるということ、それを看取るということ、これは人生における最大のイベントですよ。その大切なイベントを、家族、友人、知人たちが地域社会のなかでしっかりとやり遂げるということ、それはその後残された人たちが、在宅でも人が死んでいくことはできるんだ、自分たちでも看取れるんだ、過剰な医療が施されなければ、人の死は穏やかであり、死は自然な出来事なんだ、とそれまでとは違った死生観を持ち、また、家で死にたいと願っていた本人の思いにきちんと応えられたと胸張って生きてくことに繋がっていくのです。

ですから、その一大イベントを病院の無機質な空間のなかで、専門家に委ねて、亡くなっていくのはもったいなさすぎると思います。地域社会で行われる看取りは文化だと思います。現在はまさに病院に奪われてしまった看取りを、地域社会が取り戻すことが、孤立社会、無縁社会と言われはじめている地域再生にも結びつくのではないかとも考えています。

二ノ坂　山崎さんのおっしゃることは私の経験、考えとだいたい一緒なんです。状況の分析や解説としてはそうなんだと思うんです。「死」というその人間にとって最大の出来事、「看取り」という家族にとっても非常に大きな出来事が、医療のなかにすっぽりと包み込まれてしまっているという現状がおかしいのであって、死や看取りを支えるもののひとつとして医療もあっていいけども、それが逆に医療が包み込んでしまうということ自体がおかしい。死や看取りっていうのは文化の問題で、コミュニティのなかで扱われる問題だというのはその通りですね。

在宅医から市井医へ

米沢　在宅ホスピスの臨床例を伺いながらずっと思っていたことなんですけどね、自宅でいのちを全うしようという人とその家族を支えるという在宅ホスピスが町を少しずつ繋いでいるというか拓《ひら》いているというか……在宅医の仕事なのに医療の話にならない。医療から遠ざかることで、いのちのステージを支えるということです。私はそれを「ホスピスという力」って呼んできましたが、そこですね。

看取りを通して地域社会を取り戻す、地域が元気になっていくという話になりました。あわせて山崎さん、二ノ坂さんは在宅医というより「市井医」と呼んでいいのではないかと思いました。この展開はとてもうれしいですね。

二ノ坂　一人の人間の死という出来事が、残された家族に、さらには地域に、何かを残していく、ということではないでしょうか。

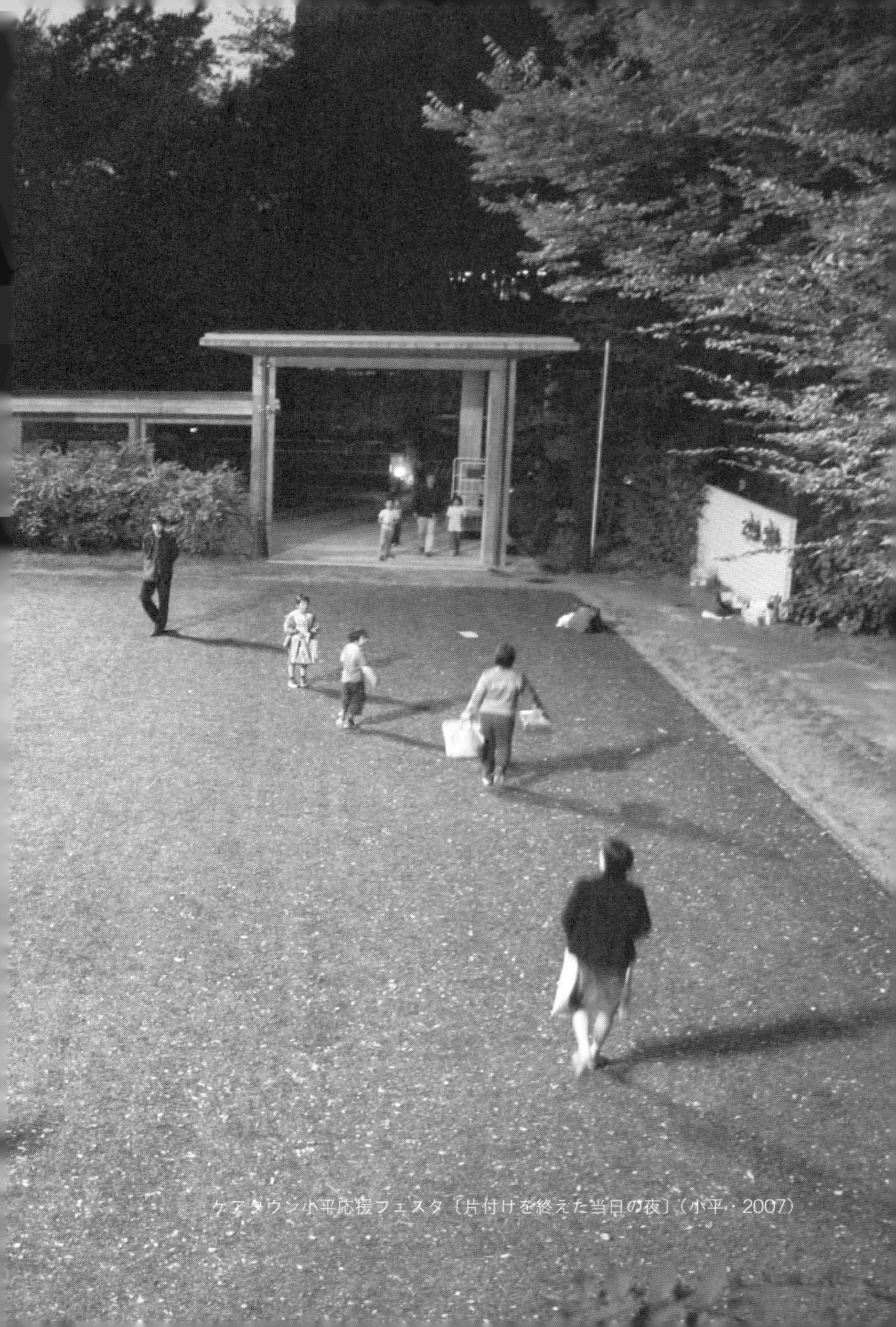

ケアタウン小平応援フェスタ〔片付けを終えた当日の夜〕（小平・2007）

Ⅳ　いのちを受けとめる町へ

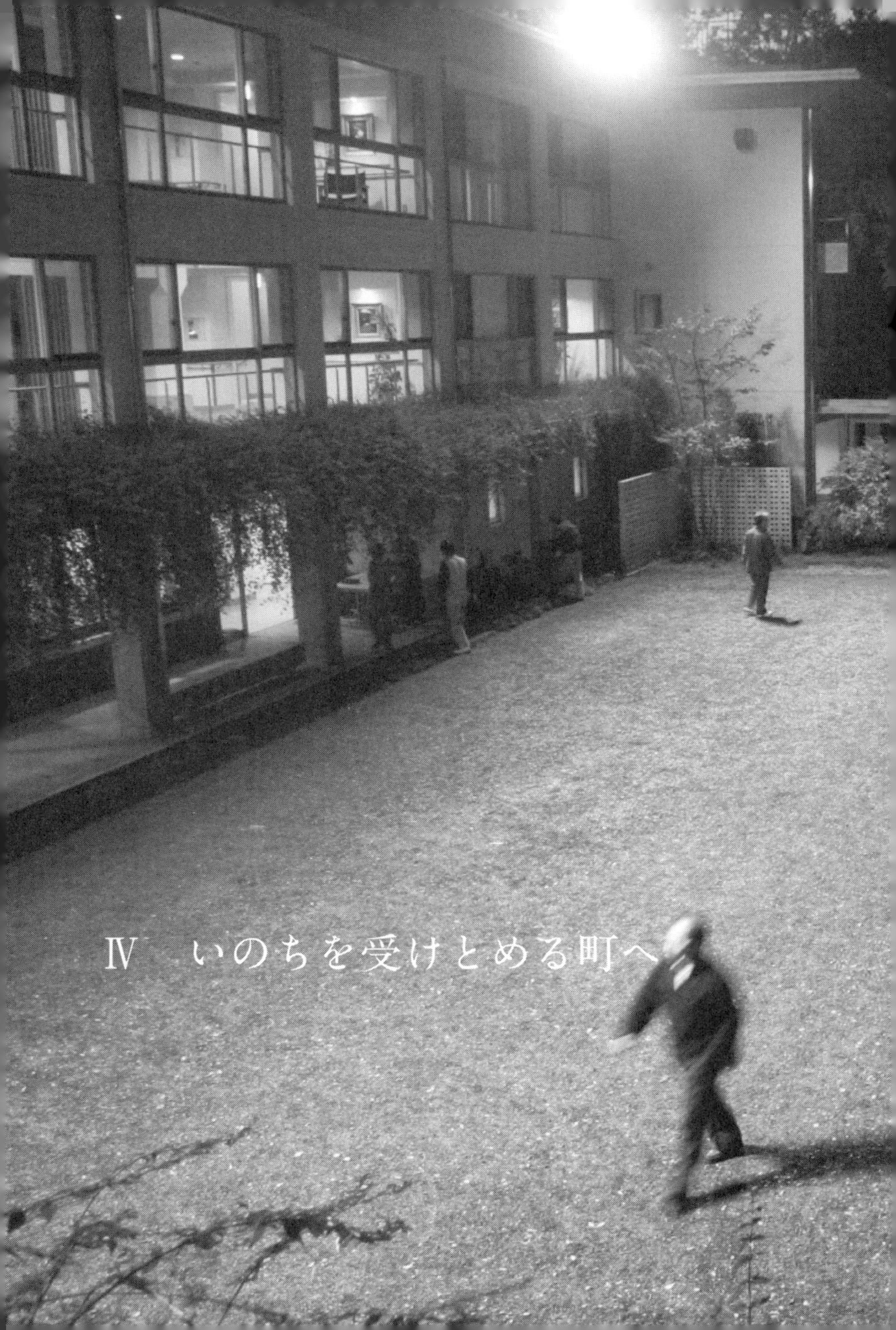

臨床からの出発

日本のホスピスの流れ

米沢　ここまでお二人の二十年にわたる活動を経た最新の報告、それから展望を伺ってきました。「ホスピスケアからコミュニティケアへ」という大きな流れが見えてきたと思います。ここで少し、現在に至るまでの日本のホスピスの展開を私の視点から振り返ってみます。

日本に最初にホスピスを紹介されたのは鈴木荘一さんです。ホスピスを「死を看取る」専門病院（一九七七年）と規定されました。シシリー・ソンダースが最初にホスピス世界大会を開いたのは一九八〇年。この世界大会に日本からオブザーバーとして参加されたのは精神科医の柏木哲夫さんとチャプレンの斎藤武さんでした。このお二人のご尽力によって一九八〇年代の初頭に大阪で淀川キリスト教病院、浜松の聖隷ホスピスが誕生しました。これが第Ⅰ期、施設ホスピスの誕生です。

それから一九九〇年、山崎さんの『病院で死ぬということ』が出版されました。

鈴木荘一
内科医、鈴木内科医院院長。一九七七年、聖クリストファー・ホスピスを初めて日本人として訪問し、日本にホスピスと、それまで日本で一般的でなかった末期患者のためのペインコントロールとしての麻薬の使用を紹介。当初、同院に設置されたミニ・ホスピスは九七年に在宅訪問診療へ転換。

シシリー・ソンダース
（一九一七―二〇〇五）
英・聖クリストファー・ホスピスの創設者。看護師・医師・ソーシャルワーカーの資格を持つ。看護師時代、一人のユダヤ人の末期患者と恋に落ち、「あなたのホームの窓のひとつになりますように」と寄付金を託されたことをきっかけにホスピスを創設。またペインコントロールをホスピスの思想と重ね、末期患者の痛みをとるために医師の資格をとったが、末期患者のもとに「なにもできないが、そばにいること」が大事だとして、生涯、看護師のバッチをつけてホスピスでの仕事を全うした。

山崎さんは当時外科医としてがん治療に従事されながら、同時に末期がん患者の終末期も受けとめるという臨床医師の苦悩する姿をさらされた。そこで問われたのが「病院というところは亡くなっていく人の力になれない」こと。つまり、末期のがん患者を支える医療になっていない、というメッセージだったと思います。これがベストセラーになった大きな理由だと思います。初めてがんという病気に対する患者の療養の姿が問われたように思います。そういうところから、山崎さんは「僕はホスピス医になる」って宣言されたんですね。

これが第Ⅱ期のスタートということでしょう。このとき外科医、山崎さんはホスピス医宣言をされたんです。それは「僕のホスピスへの願い」という確か一三条だったと思います。誤解をおそれないでいえば、このときが実質のホスピス元年といっていいように思いました。ほぼ同じ時期にWHOが緩和ケアの意味づけをし健康保険適用もできるようになりますから。山崎さんは桜町ホスピスに移られて施設ホスピスのトップリーダーとしてホスピス運動を展開されたんです。

それから十年後に、私が聞き手となって山崎さんと『ホスピス宣言』（春秋社、二〇〇〇年）を出しています。桜町ホスピスに移られてほぼ十年が経とうという頃で、日本にホスピスがどういう経緯で入ってきたか、臨床の場にどんな必然性があったのか、山崎さんのここまでの道のりをたどりながら二一世紀のホスピス

ホスピス世界大会

一九八〇年、ソンダースに聖クリストファー・ホスピスをつくるきっかけを与えたユダヤ人患者に因んで、ユダヤ教の成人式である一三年目に聖クリストファー・ホスピスにおいて開催された国際会議。

この大会の記録をまとめたのが、『ホスピスケアハンドブック』（岡村昭彦監訳、家の光協会一九八四）、二〇〇六年に『ホスピス――その理念と運動』として復刊（雲母書房）。

柏木哲夫

精神科医・内科医。一九八四年、淀川キリスト教病院（現在、緩和ケア承認病床二一床）において日本で二番目の施設ホスピスを開設し、ホスピス長を務めた。日本のホスピスの先駆者。『生と死を支える』（朝日新聞社、一九八七）『死を看取る医学』（日本放送出版協会、一九九七）など著書多数。

の可能性について伺いました。この段階でもう「ホスピスは緩和ケア病棟ではない」とホスピスの足場を探しておられたんです

その六年後の二〇〇六年に、今度は『新ホスピス宣言』（雲母書房、二〇〇六年）という対話本を出しました。テーマはホスピス医の転位について。施設ホスピスから離れられて都市郊外のケアタウンという地域医療の観点から在宅ホスピス医になられた段階での対話でした。このあたりが第Ⅲ期。小平ケアタウンが始まってまもなくの頃で、その構想をたっぷり聞く機会になりました。五年経ったらその成果をじっくりと聞きましょうということで対話を終えています。

そして、『新ホスピス宣言』とほぼ同じ時期に、「看取りの場を通したコミュニティの再生へ」というメッセージを付した二ノ坂さんの『在宅ホスピスのススメ』（木星舎、二〇〇五年）が出ました。そしてこの度、『在宅ホスピス物語』（青海社、二〇一一年）を出されたのを受けて、この鼎談討議の機会になりました。

二ノ坂さんを交えた本書は、この流れを受けた三度目の正直という、私のこだわりをそのまま題名にすれば「もう一度ホスピス宣言」といった思いのある本です。ここまでのお二人の「在宅ホスピス」への展望を思うと、日本のホスピス運動は現在、第Ⅲ期から第Ⅳ期に向かう段階に入ったのではないかと考えています。というのもこの間に誕生したがん対策基本法の施行（二〇〇七年）です。ホスピ

ホスピスケアへの僕の願い、一三条

山崎章郎がホスピス医時代、臨床の現場から医師の立場として引き出したオリジナルな概念。『病院で死ぬということ』参照（五四―五六頁）。

⑦ ホスピスでは、患者の家族は、患者同様に応援されることになるだろう。

⑫ ホスピスの個室では、患者が患者の愛する人とともに同じベッドのなかにいたとしても、誰も非難しないだろう。それは人間であれば、ごく自然なことなのだから。

⑬ ホスピスでは、患者は患者の親しい人たちとの出会いを喜び、そして近くに確実に訪れる別れの時を、患者が亡くなってからではなく、お互いに気持ちの交流ができるときに、涙を流しながらこころから悲しみ合うことができる。偽りがないのだから、患者は患者が誰かを愛し、誰かが患者を愛していることを具体的に感じながら生きることができるのだ。

スについては「がん患者の療養生活の質の向上」（一六条）として緩和医療に吸収廃棄されたようにみえたからです。このことによって、逆に医療から解放される新たなホスピスへの道が浮上してきたと思ったんです。

逃げないという機縁

米沢　お二人の在宅ホスピスへの流れは、共に外科医からスタートされたという共通点があります。施設医療、まずホスピスの理念ありき、というのではなくて、臨床のただなかで、つまり患者さんの姿かたちを受けとめる、引き受け支えるという向かい方でスタートされた。日本のホスピス運動といった海外からの思想の影響以上に臨床の医師として担ってこられたことですね。

ホスピス医はたんに志だけでなれるものではない。目覚める、あるいは方向性を決めるというのには何らかの契機がある、それを選ぶというより引き受けるほかないといった場面で逃げないというような機縁というのがあるものかなと思います。そのあたり、山崎さんの外科医から施設ホスピス、施設ホスピスから在宅ホスピスへというこれまでを振り返って、どう思いますか。これまで私は、山崎さんの歩みを追いかければ、日本のホスピスへの道を探る視点が見えてくるにちがいないと思ってきたのです。原点に立ちもどる意味でもう一度経緯を聞きたい

『在宅ホスピスのススメ――看取りの場を通したコミュニティの再生へ』
二ノ坂保喜監修（木星舎、二〇〇五年）から以下目次一部抜粋。
（Ⅰ）在宅ホスピスの可能性
（Ⅱ）ギアチェンジと質の保障
（Ⅲ）在宅ホスピスの実際
（Ⅳ）ナースが支える在宅ホスピス
（Ⅴ）在宅ホスピスのこれから

です。

医師になるしかないと思った

山崎　私は高校三年（一九六五年）の夏休みに医者になろうと決意したのですが、当時大問題になったサリドマイドという薬害事件がきっかけでした。それは睡眠剤を服用したお母さんから、手足が短いという障碍を持った子どもがたくさん産まれた事件でした。自分には全く責任がないのに生まれながらにして障碍を持たねばならなかった子どもたちがいたわけです。その子どもたちの手術のためにスウェーデンから整形外科医が来日したという新聞記事を読んだとき、胸が熱くなり、その頃の私は将来建築家になろうと工学部の受験を考えていたのですが、突然のように「僕は医者になるしかない」と思ったんですね。

突然の進路変更ということもあり、二浪して千葉大学の医学部に入りました。学生生活を満喫しはじめていた大学一年目の冬、東大の安田講堂を舞台に学生と機動隊との闘いがありまして、そのテレビ中継を大学の寮でみんなでコタツにあたりながら観ていたわけです。

その中継を見て、圧倒的な力で学生の闘いを押しつぶそうとする国家権力に強い憤りを感じ、その後千葉大学にも波及してきた学生運動の端っこに身を投じるようになりました。しかし、多くの学生運動は私の二年生の夏休み頃までに、結局は権力の前に敗れていったんですね。私もそれなりに挫折を感じ、また、障碍のある人を少しでも健常者に近づけるために手術をするという考えは、なにか傲慢な考えのように思い、それまで目指していた整形科外科医になろうという気持ちは、その頃には消え失せていました。生きる目的が見えなくなり、ふらふらとあてもなく生きていたように思います。その当時の友達から、お前は幽霊みたいに生きていると言われたことがあったくらいです（笑）。

でも生きていくために医者にならなくちゃいけないと思って国家試験に向けて猛勉強し、なんとか合格しました。その頃はまだまだいろんな意味で学生運動の余韻が残っていましたので、たぶん日本はいずれ内乱状態が来るんじゃないかなと考え、そんなときには絶対外科医が必要だぞと思い、また外科医になっておけば食いっぱぐれもない、と思ったりして外科医になることにしたのです。ただ、生きるために外科医にはなるけれども、医者として、あるいは人間として何を目指して生きるのかという目標は見えませんでした。

米沢　僕は六〇年安保闘争とぶつかった世代ですが、山崎さんは学園闘争の波をもろにかぶっている世代なんですね。

病院は死ぬところじゃない

山崎　その後、千葉大学病院の第一外科という医局に所属し、そこからいくつもの関連病院に出張し、外科医としての修業を積むわけですが、どこに行ってもここは自分の居場所じゃないなあといつも思いながら働いていました。また、大学病院では多くの医師は博士号を取るための研究をしていましたが、闘争の始まる前から、先輩たちが医局民主化の一環として教授の権力を強めるひとつの要因である博士号は取らない運動をしていました。その運動に共鳴しておりました私は博士号は取らないと決意しておりました。ですから、大学病院に居続ける意味も無くなっていました。

それで入局七年後、もう大学の医局に籍をおいておいてもしょうがないと思って、地域医療の現場で働こうと考えたのです。ただ、学生時代に読んだ北杜夫さんの『どくとるマンボウ航海記』で船医にあこがれていた私は、地域の第一線に出る前に一年間船に乗ろうと考えました。一九八三年、医師になって八年目のときでした。五月から八月まで北洋の鮭鱒船団の船医として働き、一一月から南極の海底調査船に乗ったのですが、その南極海上でエリザベス・キューブラー・ロスの『死ぬ瞬間』に出会ったんですね。それで初めて自分の生きる道が見えたのです。

米沢　山崎さんのホスピスへのスタートは、キューブラー・ロスとの出会いだったんですね。山崎さんが『死ぬ瞬間』のなかで共感されたのは、有名なロスの「死の受容・五段階説」の箇所ではなくて、ロスが幼いころに身近に体験した親しい人に看取られながら、家で死んでいくという挿話でした。私たちも自然死のイメージは家で死ぬということで、「病院は死ぬところではない」という思いは誰もが抱いていたことだった。病院で死にたいなんて思っていないけれど、体は病院に預けたからということで結局患者として死んでゆくようになった。人として死んでゆくのでなくて。そのことに対する医療者の痛みというんでしょうかね。そういうものが山崎さんのホスピス運動を立ち上がらせる力になっていた。その根拠が『病院で死ぬということ』にあったメッセージになっていた気がします。緩和ケア、緩和医療というほぼ同じ時期の医療制度上から導かれた運動ではないということですね。

山崎　そうでした。キューブラー・ロスさんの影響は確かに「家で死ぬ」ということだったと思いますね。それから、まさに外科医をしながら終末期医療にも取り組みはじめたんですけども、取り組めば取り組むほど、一般病院の医療環境や仕組みは人生の最期を迎える人にとっては相応しくないなと思い始めたんです。

エリザベス・キューブラー・ロス（一九二六―二〇〇四）

精神科医。自身の主宰した学生を率いたセミナーの末期患者へのインタビューによる著書『死ぬ瞬間』における死の受容五段階理論（①否認、②怒り、③取引、④抑鬱、⑤受容）は世界中の終末期臨床の場に影響を与えた。同著は医療者と患者のもとへ第三者として末期患者の病棟に赴き、当事者である患者に耳を傾けることで、患者の望み、思い、こころの動きを理解しようとしたもの。末期患者の多くは病院のシステムのなかでいかに孤立しているか、理解が得られないか、そしてロスのいう受容に至るまでどれほどの個別な物語をそれぞれの患者が生きているのかを伝える内容。

『死ぬ瞬間』の挿話

もし患者が、慣れ親しんだ最愛の家で最期を迎えられるならば、患者のための特別なことをあれこれ考える必要はない。家族は彼のしかし、どうしたらいいかわからず、いろいろと手探り状態のときに、柏木哲夫先生のご本に出会ったのです。そこで、初めてホスピスの考え方、取り組みを知ったのです。一九八六年のことです。そして「あ、このホスピスの考え方、仕組みこそが、一般の病棟の終末期医療の現状を変えることになる」と確信しました。それからホスピス医を目指すと自分のなかで決意したのです。

米沢　八〇年代後半はずっとターミナルケア研究会を主宰されていました。

山崎　その後、一九九一年から桜町病院で念願のホスピス医として働くことになりました。ホスピスでは自分の考えていることはほとんどできたと思います。つまり患者さんや家族を中心としたチームケアもできたし、ボランティアのみなさんとの協力もできたし、遺族会ができて遺族のみなさんとの交流もできるようになりました。

ぎりぎりのいのちに向き合う

山崎　また、ホスピスケアは、最終的な人生を生きていく人たちの尊厳を守ることもできるということもわかりました。ただ、これまでにもたびたびふれてきましたが、症状もきちんとコントロールし、求めに応じて嘘のない情報も提供し、結果としてそれなりの生き方をしてきた人たちでも病状の悪化に伴って、亡くなる

ことをよく知っているから、鎮静剤の代わりに好きなワインを一杯与えるだろう。自家製スープの香りが食欲をそそり、二匙、三匙は喉を通るかもしれない。このほうが点滴よりずっとうれしいのではないだろうか。
（『死ぬ瞬間』一八―一九頁、鈴木晶訳）

までの数週間は、ベッド上の生活を余儀ないものにされてしまいます。排泄や清潔の問題など、それまでかろうじて保ってきた日常生活が破綻し、それらを他者に委ねざるをえない状況になってしまう。そのような場面に直面し、「生きる意味がわからない」、「早く死にたい」、「もう終わりにしてほしい」と嘆き、訴える人々も多くなります。当然のことながら、その人たちとはどう向き合えばいいのかというふうなことを考えていって、それらがいわゆるスピリチュアルペインであり、しかし、適切なケアがあれば、再び生きる意味を見いだす方も少なくないということがわかってきました。

同時にこの問題は、その患者さんたちは、もう間もなく死ぬから生きる意味がないと感じるんじゃなくて、それまで自力でできていた基本的な日常生活が破綻してしまうことによって、生きる意味を見失っていくっていうことがわかってきたのです。そして、これはがん患者さんたちに特有なことではないと思い始めたんですね。

これは、慢性疾患の終末期にも、脳卒中で突然麻痺に襲われて日常生活が破綻する人も、老衰の人たちにも、共通して直面する問題なんじゃないのかなと思えました。そして、そのような苦痛にも対処するホスピスケアは、自分の力だけでは解決できない問題に直面し、途方に暮れながら、生きる意味が見えなくなっている人々を支援する普遍的なケアなのだと思うようになりました。そう考えるようになると、今度は現在の医療保険制度では、ほぼがんの患者さんに特化されてしまっている施設ホスピスにとどまってケアに携わり続けることが、だんだん窮屈になってきたんですね。

それでも、さらにどうしていいかよくわからないままホスピスでの時間が過ぎてしまいました。そんななか、ちょうどホスピス医として十年経ったときに、もともと自分のなかではホスピスケアで十年経ったら一度区切りをつけたいなという気持ちがあったものですから、スタッフたちの理解を得て二〇〇一年一〇月から一年間休職することにしました。

米沢　『ホスピス宣言』で、二一世紀のホスピスの可能性について行動をおこすといわれた直後のことですね。

ケアタウン構想はじまる

山崎　それから先の生き方、ホスピスケアの取り組み方を探る一年間にしたんです。シンガポール、マレーシア、ベトナムなどアジアのホスピスを単独訪問したり、また以前から既知を得ていた元朝日新聞論説委員で、現在国際医療福祉大学大学院教授の大熊由紀子さんに示唆を受けて、世界最高といわれているデンマークの

医療保険制度と施設ホスピス
厚生労働省告示（二〇一〇年）では緩和ケア病棟は「主として悪性腫瘍の患者又は後天性免疫不全症候群に罹患している患者を入院させ、緩和ケアを一般病棟の病棟単位で行うものであること」となっている。

福祉の実態を知りたいと思うようになりました。デンマークを訪問する前に、デンマークの福祉をモデルに取り組んでいてその当時日本最高の福祉自治体であった秋田県鷹巣町（現・北秋田市）にある「ケアタウンたかのす」を視察しました。そうこうしているうちに、だんだんとその後、自分が取り組むべき姿が見えてきたんですね。

米沢　私も、「たかのす」には出かけました。ユニットケアが話題になっていたときです。このときはすでに介護保険の導入から、高齢者のケア施設のモデルになっていました。

山崎　「ケアタウンたかのす」でわかったことは「自立と尊厳」をキーワードに取り組んでいる日本一の福祉施設でも、入居者ががんの末期等になってしまった場合、一般の病院への入院というかたちで手放し、人生の最後は、その仕組み上、患者の自律や尊厳を守ることが難しい一般病棟になってしまうのだ、ということでした。そこに、日本の福祉の限界を見たのです。そのとき考えたことは、であれば、その日本一の福祉と、やはり自律と尊厳をキーワードに取り組んでいるホスピスケアがドッキングすればいいのではないか、ということでした。

一年の休職のあとに、それらの経験を「都市型ケアタウン構想」という論文（第I章末尾43頁に「資料」として要約掲載）にまとめました。在宅ホスピスケアを基盤とした医療と福祉の融合によるコミュニティケアを目指す、現在のケアタウン小平構想の始まりです。その論文や私の考えに共鳴してくれた仲間たちとケアタウン小平を創り上げてくることができたのです。

米沢　二ノ坂さんは、山崎さんのところのケアタウンという考え方、当初からのタウン構想に対しては、たとえば福岡とか、実際に在宅をやっていらしたところからみるとどういうふうに見えたんでしょう。

二ノ坂　そうですね。地域的な違いとか、やっぱりそれぞれの目指すものが少しずつ違って、それはそれでいいんじゃないかと思っています。

僕はまだ今のように在宅ホスピスのことがいわれる以前から、少しずつ田舎の方でやってきたので、どちらかというと病院に来れないからこっちから出かけてゆくというようなかたちでやってきた。だから、そこに住んでいる人たちの生活そのままの状態で、こちらから支援をしてゆくというかたちでやってきたのかなと思います。

それを最初に田舎の方で始めて、都会の福岡に出てきてからも基本的には同じスタンスでやっていると。ただ、山崎さんのやり方、羨ましいなとは思いますね。やりやすいだろうし、そして患者さんも安心ですよね。山崎さんのクリニックがあって、訪問看護があって、いろんなデイサービスがあって、という「いろんな」があれば安心だろうなと思いますし、非常にいいかたちだなと思います。私もたとえばそういうところをつくれたらいいなという気持ちも内心はあるんですけれども、今のところはなかなか現実的にはできないですからね。

ただ、私のやり方のひとつの利点は、やっぱり患者さんがいま住んでいる場をそのままの状態で大切にしながら、それに対するサポートをやっていくというのは、それだけの意味もあることじゃないかなと思います。

「だから在宅だ」と思った

米沢　二ノ坂さんはこれまで福岡を中心に活動してこられました。ここに至るまでのことを少しお話いただけませんか。

二ノ坂　はい。私の場合はこれまでの人生を行き当たりばったりでやってきたところがあります。大学卒業後二年間外科で研修、そのあとは大学を飛び出して救急医療をやったり、その後は地域医療ということでやってきたんですね。自分がやってきたことが、いろんな時代の流れのなかで振り回されたところもあるんでしょうが、米沢さんにはそれを客観的に整理していただいたのかなという感じがしています。

振り返ってみると、私の最初のつまずきは大学入試のときだったのでしょう。

弁護士になろうと東大の文Iを目指していたのですが、東大の入試が中止。途方に暮れました。結局地元の長崎大学の医学部に入ったのですが、その後もなんとなく不全感は続き、途中で何度かやめようと思ったりしました。入学後も教養部がバリケード封鎖されていて、入学式はなし、五月にはいっても授業は始まらないといった状況でした。結局六年のところを八年かけて卒業し、長崎大学の外科の医局に入局したわけです。

大学病院を二年間で辞めて、民間病院に行きました。そこから大阪の府立病院救急部で救急医療を学び、その後長崎の僻地の病院で地域医療に取り組むということになりました。

まったく脈絡のない歩みに見えますが、まさにその通りで、行き当たりばったりでした。結果としては、いろいろ多方面からの勉強ができたとは思いますが、きちんとした学びができなかったという思いはいまでもあります。

米沢　わが国のホスピス運動とからめて、ホスピス医山崎さんについてどんな感想をお持ちでしたか。

二ノ坂　山崎さんが本を書いたのが九〇年でしたね。その頃私は医者になって十数年。山崎さんと同じ外科医をやっていたので、あの本にはすごく共鳴するところがありました。

ところが、結局最後のところで山崎さんは「だから僕はホスピスを目指す」という結論だったんですけれども、私はそこが違いました。死にゆく患者には病院で充分なことができない、ということに対して「だからホスピス」なのか？

僕は「だから在宅（ホスピス）だ」って思ってやってきた。そのときは明確に意識してやったわけではないですけども、そのへんの違いがあるのかなという気がしますね。

岡村昭彦との出会い

米沢 二ノ坂さんは、医師の役割というかドクターとしての自覚として、バイオエシックスの流れから「患者の権利」ということを凄く意識してこられたようにおもいます。

医者が患者を支えるということについて、いままでは施設医療つまり病院医療のなかでは状況によっては患者が不利になることがある。そのときどちらの立ち位置をとるかといったとき、病院医療の立場ではなく患者を守る立場に立つことだろう、そんな態度があるように思うんですがどうでしょうか。

つまり「患者の権利を守る」というのも在宅医の役割だということを明確にされていてびっくりしました。これは医者のパターナリズムとはちがって、他にない二ノ坂イズム、独特だなあと思っているんですね。

二ノ坂　そうですね。私はさっきも述べたように、高校卒業まで、医者になろうか、弁護士になろうかと迷っていたんですよね。いろんな事情で医学部を選択したわけですが、医師になって何年目だったでしょうか。岡村昭彦の『ホスピスへの遠い道』という本に出会いました。私の場合は、この『ホスピスへの遠い道』との出会いが自分の方向性を決めるのに、大きかったですね。

それまであんまり意識しなかったいろんな問題が、あの本のなかで、自分なりに整理されて、バイオエシックスという視点から、いろんな問題が見えてくる。それで問題を整理することができるんだということがわかって、それで「あ、じゃあ医者はなんなんだろう」と。医者の存在の意味はなんなんだろうということで考えたら、まさしくその「患者の権利を守ることが医者の役目なんだ」ということがわかったんですね。

岡村はご承知のようにヴェトナム戦争の頃に『南ヴェトナム戦争従軍記』がベストセラーになり、世界を舞台に活躍したジャーナリストです。戦争による理不尽な死への怒りを訴えてきた岡村が、晩年は――といっても、五六歳で亡くなったのですが――ホスピスに目を向け、最期までいのちを大切にするホスピス運動の源流へとさかのぼる本書は、とても印象的でした。ホスピスに関わろうとする

『ホスピスへの遠い道』
岡村昭彦（『岡村昭彦集・6　ホスピスへの遠い道』筑摩書房、一九八七／『定本・ホスピスへの遠い道』春秋社、一九九九）

目次
はじめに
一九世紀のダブリンからの報告
序　人権運動としてのホスピス
Ⅰ　アイルランドから見える世界の広がり
Ⅱ　われわれは今、どんな時代に生きているのか
Ⅲ　人間の健康な部分と病院という虚構について
Ⅳ　市民ホスピス
Ⅴ　マザー・エイケンヘッドの娘たち
（絶筆）患者不在の〝人権宣言〟

人にも、これから日本や世界のあり方を考えるためにも、ぜひ読んでほしい本です。

医師は患者の味方

二ノ坂　本来患者さんが、健康になりたい、普通の生活に戻りたい、それを助けるっていうことであれば、まさにその患者の権利を守る、最も身近にいるのが医者なんだ、とわかったのです。ところが現実は患者の権利と医者の権利が、まるでぶつかるかのような世の中の言い方ですよね。それで弁護士は患者の権利をいってくる、そうすると医者はそれに抵抗して、医者の権利を守らなければいけない、みたいな妙な動きになっていて——。僕から言わせれば、別に弁護士に患者の権利を守ってもらわなくたって、医者こそが患者の権利を守る最先端なんじゃないかって思ってるんですね。

だからそういう視点からいくとずいぶん、いろんな問題がみえてきて、たとえばじゃあカルテは誰のものかという話になると、それはもうカルテの情報は患者のものに決まっていて、物は病院のものかもしれないけれども、患者の情報は患者のものって決まっているわけですから、そういう視点から次に、カルテ開示はどうなのかという問題に対する答えもはっきり決まっているわけです。この頃に

バイオエシックス
一九六〇年代末、アメリカにおいて、生命操作の可能になった医療の高度化から、人間の生命への倫理として必要とされた分野である。日本語で生命倫理学と訳されることも多いが、いわゆる倫理学の一分野ではない。

患者の権利宣言
（世界医師会　リスボン宣言）
①　良質の医療を受ける権利
②　選択の自由の権利
③　自己決定の権利
④　意識のない患者の扱い
⑤　法的無能力の患者の扱い
⑥　患者の意思に反する処置
⑦　情報を得る権利
⑧　秘密保持を得る権利
⑨　健康教育を受ける権利
⑩　尊厳を得る権利
⑪　宗教的支援を受ける権利

バイオエシックスに出会った、それが一番大きかったかなと。

米沢　それはびっくりですね。当時日本ではインフォームド・コンセントを医療者のための「説明と同意」と解釈していた頃の話ですから。

二ノ坂　告知の問題にしても、どこまで言うかは別として、少なくとも嘘をつかないということは基本であって、そこからが出発点だな、と。それが患者さんと一緒に治療をやっていく場合の出発点だと。告知はたんなる出発点に過ぎないので、告知だけを大げさに取扱って「告知をすべきかどうか」という観点から取り上げるのもまた変な話だなということに気がつきました。

米沢さんがおっしゃったバイオエシックスというひとつの理念的なものから考えるというのは岡村昭彦に教えてもらった。あの本でとにかく自分自身が大きく変わりました。いろんな引用には丁寧に出典も書いてありましたので、それを探して、いまみたいにインターネット書店もなかったので全部はみつからず何分の一しか手に入れられなかったんですけど、あのなかに出てくる本を全部読もう、できるだけ原典に当たってみようということで勉強しました。

同時に、あの本を僕一人じゃなくって皆で読もうと思って「バイオエシックスと看護を考える会」を十年あまり毎月一回というかたちで続けてやってきました。知り合いでわかってくれそうな看護師やソーシャルワーカー、医師などに呼びかけ、日曜日に三―四時間、主に輪読というかたちで勉強会をやりました。最初一年くらいかけて『ホスピスへの遠い道』を読み、次には木村利人の『いのちを考える――バイオエシックスのすすめ』（日本評論社、一九八七年）を読みました。お互いの考え方を鍛えるというスタンスで取り組み、毎月、会のまとめを冊子にして出していました。五人から十人の少人数でしたが、非常に中身の濃い会でした。

米沢　岡村昭彦『ホスピスへの遠い道』は、サブタイトルに近代ホスピスの母と呼ばれている「マザー・メアリー・エイケンヘッドへの生涯」とあります。そして最初の章が「人権運動としてのホスピス」なんですね。そして、冒頭は世界で最初のホスピス会議（171頁注「ホスピス世界大会」参照）の報告集の記述から始まっています。そういう意味では、二ノ坂さんの立場は明快だったんですね。「本当は人は家で亡くなるべきじゃないか」という山崎さんの在宅への視点と、それから二ノ坂さんは、病院医療が患者にとってきた医師の立場じゃなくて、患者の権利、患者の立場に着くんだと。

この流れからお二人は在宅ホスピスへ、そしてさらに、地域のなかの医療の関わり方としてのコミュニティケアへ、もうほとんど必然的な流れになっていると思うんですがどうでしょうか。

山崎　そうですね。私が初めての著書『病院で死ぬということ』で伝えたかったことは、たとえ残された時間が限られていたとしても、人間らしく生きていくためには、正しい情報と、その情報に基づいた自己決定が必要であるということでした。そして、そのような人々を支えるためにはホスピスケアが必要であると考えたのでした。どんな状況になってもまさに自己決定していく生き方こそが、その人にとっての人生の根本なんじゃないかと思えていましたので、そのことを人権という視点で考えれば、二ノ坂さんが考えてきたことと基本的には共通するのだと思います。

在宅ホスピスケアに取り組むための入り口や、その後の展開には、それぞれの取り組み方の違いがあったとしても、共通しているのはそこだと思います。

治療の問題の向こう側

二ノ坂　私はもう本当にあっちこっちふらふら——外科をやり、救急をやりっていうかたちでやってきて、そこのなかでいろんな問題点とか、山崎さんがいろんなところで書かれているような悩みとかを感じるのは全く共通だったと感じました。

救急医療に携わっていたときも、いろいろな場面に遭遇しました。救急というのは突然に不幸が訪れるわけですから、様々な人生ドラマがあります。私たちの目に見えるところだけでなく、目に見えないところで。そういういろんな問題が、ただたんに医者としての治療の問題だけじゃないことがたくさんあるなって感じていました。

こんなこともありました。救急にいた頃に出会った、肝硬変で肝臓がんの患者さん。食道静脈瘤が破裂して、出血が止まらなくなった。いろいろやったけどもう近く亡くなるっていうことがわかっている。でもまだ意識はある。そうすると、遺言を残したいと言ったんですね。そのときに、本妻と愛人といたんですね。それで、どっちにすればいいのかというのがね……。

山崎　二ノ坂さんに相談されたんですか、どっちにしたらいいって……。

二ノ坂　いつもいるのはその愛人の女性なんですよ。だからそれまで彼女が奥さんだと思っていた。だけど実はっていう話があって、そのときにそれをどうすればいいのか、結局はそこまで決定できないまま亡くなられたので、その後どうなったかはわかりません。どちらにしてもこの問題は、彼にとって、また二人の女性にとって、人生の重大事です。患者自身も生きるか死ぬか、という状態でいのちの危機に瀕していますが、女性たちにとっても、生きるか死ぬかの問題。でも病気の治療に当たる医者は、それに対して本当に無力です。

それから私の場合、背景にあるのは、やはり、先ほど述べた岡村昭彦の本との出会いですね。『ホスピスへの遠い道』との出会いが一番大きかったなと思っています。

真実を伝えずには

米沢　山崎さんには、実は私が解説を書いた『定本・ホスピスへの遠い道』では序文をいただいたのですが、臨床医として当時の率直な感想はどうでしたか。

山崎　『ホスピスへの遠い道』に出会ったのは一九八六年の秋頃だったと思います。まず、その前段をお話ししてみます。

一九八四年四月、船医をやめて地域の第一線病院で外科医として臨床を再開し、キューブラー・ロスによって目覚めた終末期医療にも取り組みはじめました。最初は、臨死状態の患者全てに無条件に行っていた蘇生術を、患者の家族に確認してから行うことにしたところ、ほとんどの家族に必要ないと断られたんですね。それで、それまで自分たちのやってきたことは、医療者側の勝手な思いでやってきたんだということを改めて実感しました。その結果、最期の時間は蘇生術をしたりせずに患者さんと家族に返すということができるようになったと思います。

しかし、その当時、いわゆるがんの告知はタブーに近い状態であり、ましてや末期がんの告知などとんでもないことでした。ですから、ほとんどの患者が自分が何で死んでいくのかなど知りませんでした。たとえ本人が病状の変化を通して死を実感したとしても、周囲は必死になってそれを否定しましたので、多くの患者は衰弱のなか、不信と疑惑と苦痛のなかで死んでいったのです。このような患者を見るたびに「この患者さんがもし真実を知ったら、どのように生きようとしただろうか」という疑問はいつも頭のなかにありました。

ですから、家族確認のうえ、蘇生術のない最期の時間を提供できるようになった私の次の取り組みは、いかに患者に真実を伝えていくかということでした。真実を言わないで患者の権利は守れないと思うようになってきたんですね。

それでも、家族の方たちのことを無視してはできなかったので、病状が変わるたびに何回も何回もお話を重ねていきました。そうすると最初は告知なんてとんでもないと考えていた家族も、自分の病状の変化と医者からの虚偽の説明とのあいだで苦悩する患者さんの姿を目の当たりにすると、本当にこのまま隠し通して良いのだろうかと悩んでくるんですよね。

家族が悩み始めるときに改めて告知の有無について話し合いを重ねていくうちに、最終的には家族自身で患者さんの強さを信じて告知しよう、そして何があっても家族として、その患者さんを守ろうと腹を決めてくれて、だからきちんと話をしたいと変化してくれる家族も少なくありませんでした。もちろん多くの家族は、最後まで告知に抵抗しましたので、私が船をおり、桜町ホスピスに移るまでいた千葉県八日市場市（現・匝瑳市）市民病院では、末期がん患者への病名や病状告知は、私が主治医になり、看取った患者の約一四パーセント、二四名でした。ただ、病名にこだわって真実が伝えられないよりは、厳しい病状であまり時間がないと思うと伝えるだけで充分であることもありましたので、そういうこともしてきたわけです。そのころに岡村昭彦の『ホスピスへの遠い道』を読みはじめましたが、私はたぶん第一章ぐらいで挫折したんですよ（笑）。やたらまわりくどくて、一般病棟における具体的ケアのあり方を求めて読みはじめた私には、とても読み続けられませんでした。本当に遠いんですね（笑）、私の求めていたのはノウハウだったんですよ。つまり、この一般病院の終末期医療の現状をどうにか変えたいと思って読んだのに、なんか全然そういうことに辿りつかなくて、結局、そのまま書籍の山に埋もれてしまったというわけです。

ところが米沢さんのご尽力で復刻版・定本が出版されることになり、私はその序文を依頼されたのですが、ホスピスの実践を経験してから、改めて読み直してみて凄い人なんだなーってことがよくわかったし、自分が実践してきたことに対する思想的な裏付けも改めて得られた思いでした。本当に遠い道でしたね（笑）。

「ケア」と「医療」のはざま

がん対策基本法の功罪

米沢　六年前に施行されたがん対策基本法の制定によって、病院の状況も大きく変わりつつあります。この法律は、緩和ケアがついに治療体系にくりこまれた画期的なものだとホスピス運動の立場からも肯定されました。この法律の施行で何が変わったんでしょうか。

二ノ坂　がん対策基本法で使われる意味での「緩和ケア」ということですよね……

米沢　そうですね。

この法律は、がんの克服、がん予防を前面におしだしたものです。がんの早期発見、早期治療をすすめる他、全国どこでも最新の治療が受けられる「がん医療の均てん化」の促進が強調されています。

そのなかでがん患者の療養生活の質の維持向上についてふれた条文（一六条）で「がん患者の状況に応じて疼痛等の緩和を目的とする医療が早期から適切に行われるようにすること」が明記されました。この表現から、医療の現場やマスコ

がん対策基本法
二〇〇六年に制定。内容はがんの予防と早期発見の推進、がん医療の均てん化、がん患者の意向を尊重する治療法の選択、がん患者の療養生活の質の維持向上のための基盤整備などとある。今回この章で特に問題にしているのは次の第一六条。

第一六条——国及び地方公共団体は、がん患者の状況に応じて疼痛等の緩和を目的とする医療が早期から適切に行われるようにすること、居宅においてがん患者に対しがん医療を提供するための連携協力体制を確保すること、医療従事者に対するがん患者の療養生活の質の維持向上に関する研修の機会を確保することその他のがん患者

ミも緩和医療は末期がん患者のためのものではないことを強調するようになりました。当初はホスピスの理念を受けとめていた「緩和医療・緩和ケア」が、がん対策基本法のなかでがん治療の問題におさめられたことで、ホスピス運動はつまずいた。むしろ力が弱まっていくように思った。

このことは四年前の死の臨床研究会名古屋大会のときのシンポジウムでも触れたんですけど、がん対策基本法によって「緩和を目的とした医療」が治療のなかに組み込まれたっていうこと、このことが無条件で肯定されていて、私は「それはおかしいんじゃないか、いのちへの配慮、いのちを支える緩和ケアこそ、上位の概念とするべきじゃないか」という話をしましたら、即座に山崎さんも「そうだ」っていう反応されたことを覚えています。

この問題はがん対策基本法の功罪という二面性として捉えたいところですが、この法律を前にして私は誤解していたなというか、医療社会に対して無知だったなと思ったことがあるんです。

「施設」とは何か

米沢　無知だったというのは、医療というのは病気になったときに必ず患者の味方になってくれる、それが病院で、それを実践してくれるのがお医者さんだと思っ

の療養生活の質の維持向上のために必要な施策を講ずるものとする。

ていたことですね。

ところが医療とは、がん対策基本法にみるように、病気や病人を管理する大きな機関、制度や仕組みだということ。医療者はそれを運営する一員、スタッフのようにみえたのです。それでゆくと病院は、病気の検査や機器の整っている管理施設なのだ、という発見でした。なにが言いたいかというと、施設医療は患者本位ではなくて施設のシステムが最優先されている、そこでは患者は医療的な管理の対象になっているということです。要するに医療機関・施設病院には、一人の患者をサポートする本来の姿が消えて見えないということです。

このことは、がん対策基本法の制定によく表れています。

現代病のトップのがんを国民病と認定したこと。がん医療、がん撲滅がわが国最大の課題だということで、高度な医療技術に則った治療が全国どこでも受けられる医療機関の拡充が目指されています。つまりがん医療の均てん化が最大の眼目でした。そのことに異議があるというのではありません。ただ、改めて異様に見えたのは、がん治療には最大の関心をもつけれど、がん患者にはほとんど興味をもっていない、さきほども言ったようにがんの克服のために患者管理を徹底化する、そんな側面が強いことです。

見失われるホスピスケア

米沢　その典型が、「緩和医療」という概念です。

くりかえしになりますが私たちが考えてきたホスピスケアというプログラムから、がん治療の一環として、疼痛ケアを「治療過程」として扱っていること。私たちが理解している緩和ケアはＷＨＯの表現にしたがっても「生命を脅かす」痛みなんです。いいかえると、医療制度は病気には関心をもつけれど人ががんで亡くなっていく過程には触れようとしないということです。

緩和医療と緩和ケアっていうことについても山崎さんですと「緩和ケアと緩和医療は違うんだ」っていうはっきりした指摘があります。それから二ノ坂さんですと最近は緩和ケアについても「包括的緩和ケアと選択的緩和ケア」という言葉で対応されています。これは施設医療の発想に対する批判だと思うんです。このへんのところ、どうなんでしょうか。

山崎　そうですね。同じ言葉を使っていても、理解や解釈によって実際には指すものが違っていたりしますので、それが混乱のもとにもなりますね。

本来は、シシリー・ソンダースが提唱した全人的苦痛の理解とそれに対する全人的ケアであるホスピスケアも、二〇〇二年にＷＨＯが提案した緩和ケアの定義も、「全人的ケア」をキーワードにすれば、まったく同じことを言っているのです。ですから、内容がきちんと理解できれば、ホスピスケアも緩和ケアも同じことであることは誰にでもわかるはずなのです。

ところで、がん対策基本法のなかに「緩和ケア」という言葉が書き込まれ、がん対策基本計画のなかにもその取り組みの重要性が強調されているということに関しては、当初は評価したんですけども、しかし現実をみると「緩和ケア」という言葉で行われていることは、実は「緩和医療」のことだと気がつきました。全人的ケアである緩和ケアではなく、疼痛などの身体症状や精神症状を緩和する普通の医療じゃないか、と。実は四、五年前から緩和ケアの啓発活動の一つとして、厚労省の委託を受けた日本緩和医療学会が中心となった「オレンジバルーンプロジェクト」というものがあります。その最初の啓発ポスターに、「緩和ケアは、がん医療を充実させる大切な医療」というフレーズがあったんですね。私は、そのポスターに反発し、同学会のシンポジウムで「緩和ケアは医療である」という、このフレーズは間違っていると抗議しました。そして、緩和ケアは全人的ケアであることを理解した「医療でもあり、介護でもあり、福祉でもあり、宗教的支援でもあり、ボランティアを含む多職種によるチームケアである」と発表したのです。それを表したのが次の概念図です。

WHOが二〇〇二年に提案した緩和ケアの定義

一九八九年の定義「緩和ケアとは、治癒を目指した治療が有効でなくなった患者に対する積極的な全人的ケアである」から二〇〇二年に次のように改められた。

「緩和ケアとは、生命を脅かす疾患による問題に直面している患者とその家族に対して、痛みやその他の身体的問題、心理社会的問題、スピリチュアルな問題を早期に発見し、的確なアセスメント（評価）と対処（治療・処置）を行うことによって、苦しみを予防し和らげることで、クオリティ・オブ・ライフを改善するアプローチである」

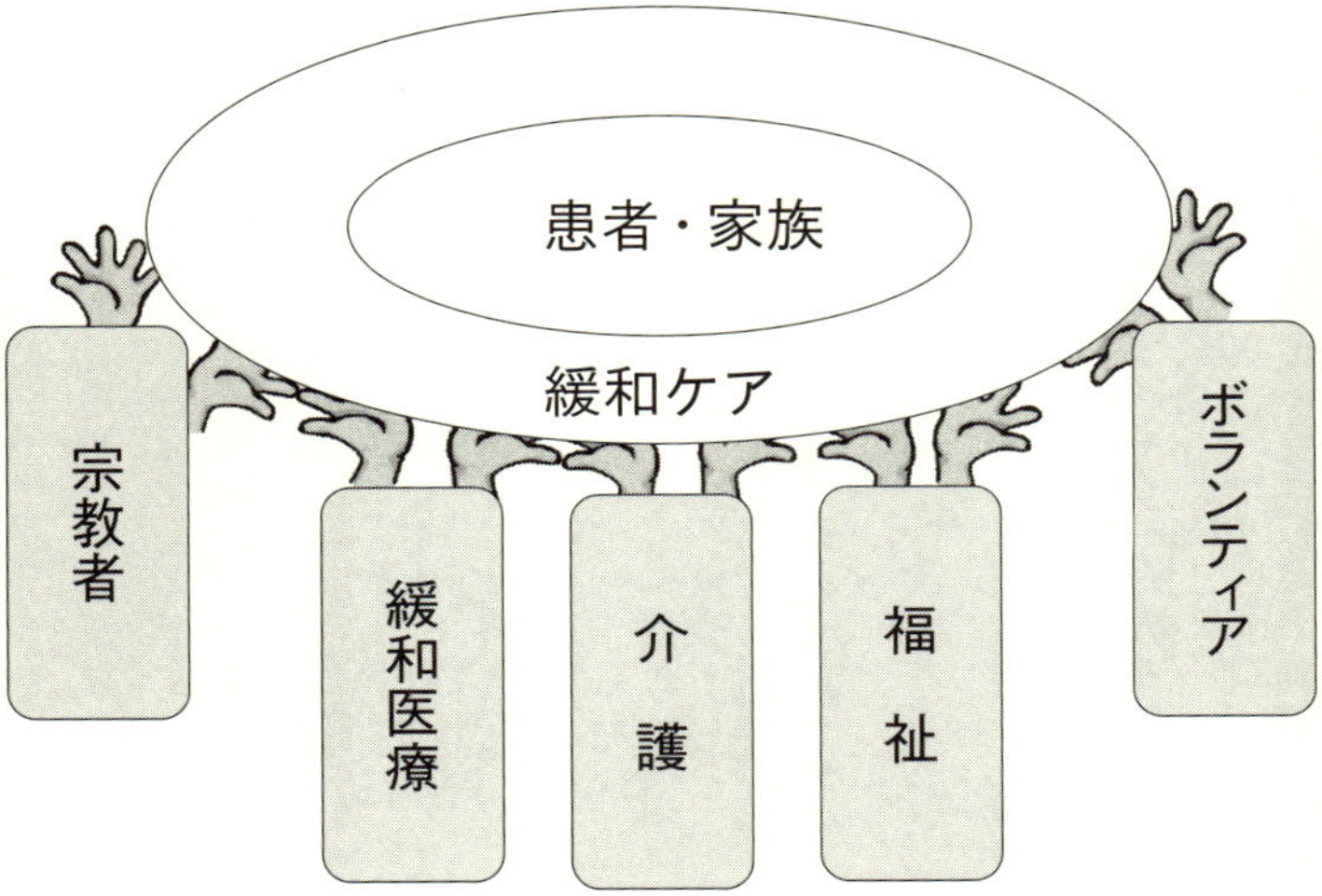

緩和ケアの概念図

「緩和ケア」と「緩和医療」

山崎　このことからもわかりますようにがん対策基本法に書き込まれた緩和ケアは、実は残念ながら緩和ケアの本当の意味を充分理解してない人たちが使った言葉なのではないかとすら思ってしまいます。本来であれば「緩和ケア」という言葉じゃなくて、「症状緩和医療」とかね、そういう言葉にすれば実態とあってわかりやすかったのです。

身体症状の緩和も精神症状の緩和も、本来医療の基本的な役割ですよね。その医療の基本的な役割を全人的ケアであるはずの緩和ケアの本来の意味を理解しないまま、「緩和ケア」という言葉で広めてしまっているので、みなさんあたかも症状を緩和すれば緩和ケアなんだと誤解したまま「緩和ケア」という表現をしてしまっている。わかりにくくなってしまうかもしれませんが、ここで語られている「緩和ケア」とは実は「緩和医療」のことなんですね。本来は、「緩和医療」は「緩和ケア」の一部でしかないということですから。

さらに言えば緩和ケアの最も大切な本質は症状緩和医療のさらに奥深いところにあるスピリチュアルペインとそのケアなのですが、それも語られていない。ですからいま巷間に溢れている緩和ケアという言葉は本来の緩和ケアとは違う、と言い続けなくちゃいけないなと考えています。

その視点をもてば、たとえば現在の「緩和ケアチーム」は本来的な意味での緩和ケアチームじゃないですよ。「症状緩和医療チーム」と言うべきです。日本緩和医療学会とサイコオンコロジー学会が中心になって取り組んでいる身体症状の緩和や精神症状の緩和を中心とした「ＰＥＡＣＥプロジェクト」は、「緩和ケアの基本研修」となっているんですけど、あれは「緩和ケアの基本研修」というより「緩和ケアの基本である緩和医療の基本研修」というのが正しい表現です。

基本的な身体症状の緩和も精神症状の緩和も、本来はがん治療医がなすべきことなんですね。がん治療医がきちんと患者と向き合えば当然そうなるはずですが、残念ながら、多忙であることも理由だとは思いますが、少なからぬがん治療医は患者の人生などには目を向けずに、がんそのものにしか関心がないかの如くですよね。がん治療医の無作為の部分を、現在の緩和ケアチームが、あたかも治療医の下請けの如くに補っている。

米沢 それはやっぱり結局、施設医療をベースにして展開していると、そういうことにされてしまっているんだなという気はしたんですよね。

山崎 まあ、そこに組み込まれてしまっているということですね。だから、そういうことも含めて、もう一度改めて、いま展開されている緩和ケア病棟の緩和ケア

ＰＥＡＣＥプロジェクト
厚労省の委託を受けた日本緩和医療学会による緩和医療の基本研修で、研修項目は以下の一〇項目。
①緩和ケア概論
②がん性疼痛の評価と治療
③がん性疼痛事例検討
④オピオイドを開始する時
⑤呼吸困難
⑥消化器症状
⑦気持ちのつらさ
⑧せん妄
⑨コミュニケーション
⑩地域連携と治療・療養の場の選択

や緩和ケアチームのあり方について、問題点を指摘できるのではないのかと思っています。

緩和ケア研修とは？

二ノ坂　指摘すべき点が二点あると思うんです。

がん対策基本法の評価もしないといけないなとは思います。実際にあれだけ世の中が動いて、がん対策基本計画が出ている、それは動いていっていますので、根本的に緩和ケアの対象をがんだけに限るという問題点はまたあとで指摘しますけど、国民病でしかも症状コントロールが大変ながんに対してああいう基本法をつくってやっていくっていうことは評価すべきか、と。

それから、「PEACEプロジェクト」についてですね。

このプロジェクトに私も参加しました。一回目は受講生として参加、もう一回は講師として参加したんですが。やってみて思うのは、もちろん関わるスタッフ、その病院などの熱意によってずいぶん中身が違うなということはあるんですけれども、やってみて思ったのは、やっぱりそれまで医者がやったことのないようなロールプレイだとか、自分の役割を変えてみるといった試みに対しては、私はそれなりの意味があるなと思ったんです。

ＮＧＯの活動では、ロールプレイとかグループワークといったことは、しょっちゅうやっています。海外協力の現場でもやっているんですね。

たとえば、毎年行っているバングラデシュの村で、「現在の母子保健センターの問題点は何か、具体的な解決方法は？　われわれは何を目指すのか？」といったテーマで、グループワークをやります。

また、お互いに立場を替えて、ロールプレイもやります。日本の国内でやるときは、想定した一種の「ゲーム」ですけども、現場でやるときは、もう自分たちの問題なんです。自分たちが目的を持って活動し、それぞれの役割を果たしていく。そのためにはどうすればいいのかということを、現場で自分たちの問題としてやっていくので、それが直接彼らＮＧＯの活動の発展に繋がっていくんです。これはとても大事なことです。私はそういう経験があるので、医者がグループワークやロールプレーで、人の気持ちを理解しようとやっていく、それだけでも私はＰＥＡＣＥプロジェクトは意味があるなと思ったんです。全面的に肯定するわけではないですけども。

なかにはやっぱり「自分はこんな馬鹿なことはやれん」と最後まで言い張る人もいました。なるほど、そういう自分のいままでつくってきた医者としての城＝プライドみたいなものを壊したくないという人たちもいるんだな、ということも思って。でも若い先生たちがこういった体験をするのは、まず一歩として、プラスなんじゃないかなというふうに思っています。

ただ、おっしゃるように、たとえば一口に「緩和ケアチーム」といっても、病院によって非常に大きな差があるようです。ないほうがマシなんじゃないかというところもあるし、一生懸命やっている人もいる。

でも、いま山崎さんの指摘で気がついたんですが、トータルケアとかトータルペインってことに対する理解がなくて、症状コントロールの身体面と精神面との寄せ集めではトータルケアにはならないんだということがひとつ大事なことだなと思いました。

山崎　二ノ坂さんが指摘されたメリットもその通りですね。私はPEACEプロジェクトの内容を非難しているのではありません。PEACEプロジェクトのプログラム内容も、その受講も全然OKなんです。

ただ、あれは緩和ケアの基本になる「症状緩和医療の基本研修なんだ」と言ってほしいということなんです。つまり本来的に医療が果たすべき役割を、いままでがん治療に携わってきた人たちが疎かにしていただけ、ということがあるので、「PEACEプロジェクト」そのものは、やる意味がある。ただ、「PEACEプロジェクトを受講したから、僕も緩和ケアできるよ」みたいなかたちで語られてしまうこと、それによって緩和ケアの本質が歪められてしまうことに対する抵抗なんです。

二ノ坂　いまの考えをもう少し推し進めてみると、僕はこの頃思うんです。ホスピス病棟と在宅ホスピスは全然違うんだなと。もう根本的に違うんだなと思うようになりました。

だから、がん対策基本法から生まれた動きというのは、本来の意味での緩和ケア＝ホスピスケアが、医療の一分野に落とし込まれて、一専門分野に——私に言わせると——〝成り下がっていく〟。

ホスピス運動、といった場合の次元は、医療の専門分野という割り切り方とは全然違うんです。より包括的、全体的、根源的なもので、現代医療の限界やゆがみを正していく働きを本来持っているものだと思うんです。

ところが、がん対策基本法によって緩和ケアが、米沢さんのご指摘のように、現代医療の体制のなかに組み込まれていき、人権運動としてのホスピスがその本来持つ力を弱められた、というふうに感じています。

山崎　そうですね。緩和ケア病棟も緩和ケアチームも、実態を見れば、全人的ケアに取り組んでいる「緩和ケア病棟／チーム」とそうでない「緩和医療病棟／チーム」に分けられるのだと思います。でも、その違いは利用者である患者さんやご家族にはわからないですよね。みな同じく緩和ケア病棟、緩和ケアチームとくくられてしまいますから。

ホスピスケアは医療を超える

山崎　「PEACEプロジェクト」のなかの精神症状の緩和では、スピリチュアルペインとケアに関しては、触れていませんよね。PEACEプロジェクトのなかの精神症状の緩和のなかでも「希死念慮」を訴えたら自殺の危険があるので精神科に相談するようにすすめています。

最初にも申し上げましたが、適切な疼痛コントロールがなされ、適切に悪い情報が伝えられ、結果悔いない人生を全うしようとしている患者さんたちも、悪化し衰弱する病状のなかで、自力では基本的な日常動作ができなくなり、ベッド上でそれらを他者に委ねざるをえなくなりま

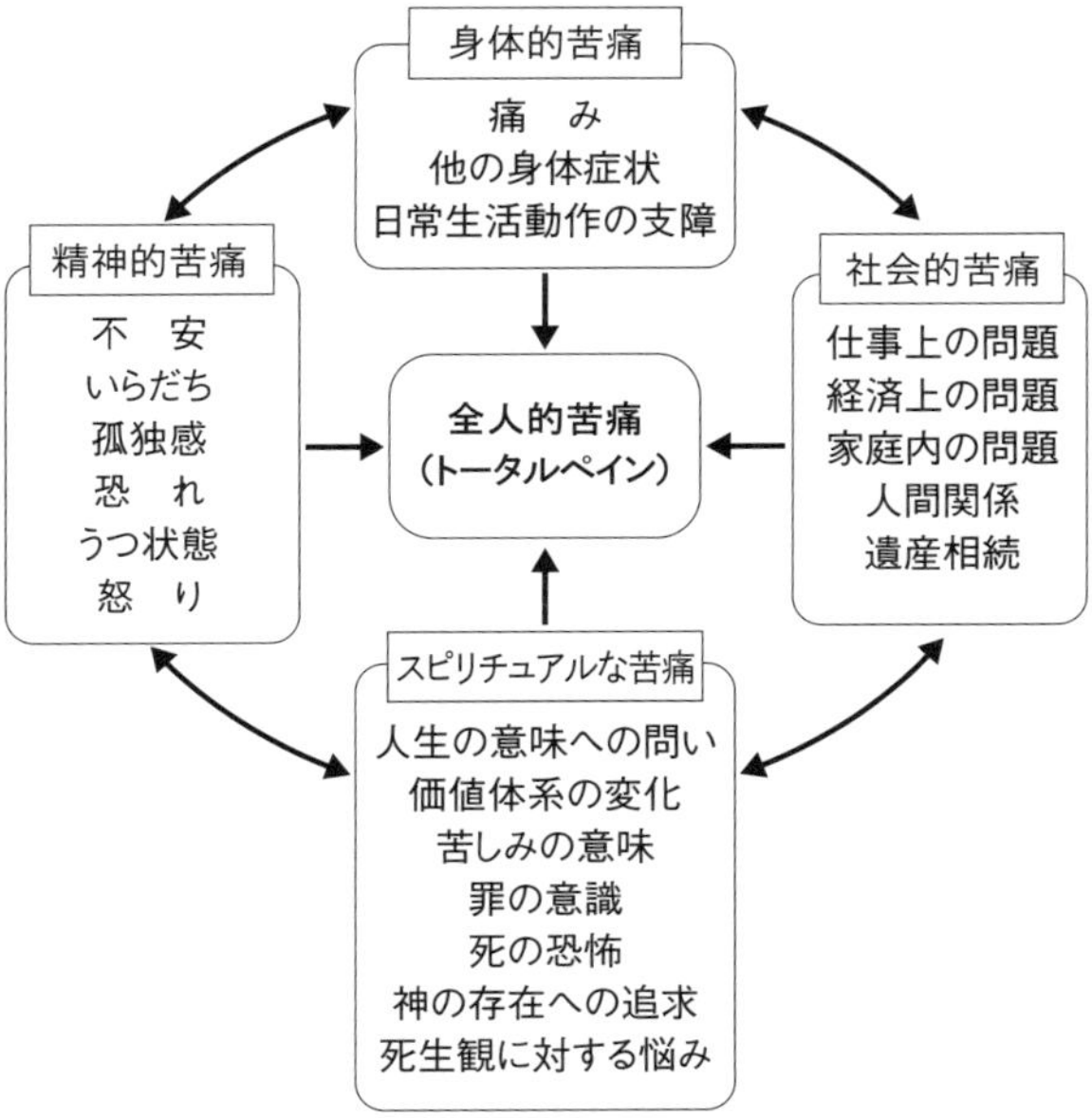

「緩和ケアとは全人的苦痛に対するケアである」

す。そのような状態のなかで、尊厳のなさを感じ、生きる意味を見失い、「充分に生きてきたけれども、このような状況ではもはや生きる意味を感じられないので、早く死にたい」と訴えることは稀ではありません。

この「早く死にたい。もう終わりにしたい」という訴えは、全人的ケアに取り組んでいるホスピス（緩和ケア病棟）でも、在宅でも、それら現場でケアに取り組む専門家は「スピリチュアルペイン」と位置づけ、そのケアが提供されますが、精神科の医師たちは「希死念慮」と表現し、精神症状と位置づけますので、スピリチュアルペインとそのケアの概念のない精神科の医師に相談すれば、重いうつ状態と診断され、スピリチュアルケアに取り組む前に、すぐに薬物療法になってしまうでしょう。

本質的な解決ではなく、要するに対症療法なのです。スピリチュアルペインやケアに理解のない精神科医が緩和ケアチームに参加しても全人的ケアは困難なわけですから、やはり「緩和ケアチーム」と言うべきではない。「緩和医療チーム」といった方が実態を表している。本来的な緩和ケア、すなわちホスピスケアは本質的な人間救済のケアであり、医療を超えているのです。

緩和ケアの本質は全人的ケアであり、全人的ケアの本質はスピリチュアルペインに対するケアだと私は考えています。ですからその視点の欠落している緩和ケアチームには、本来的な緩和ケアは、難しいだろうと思っています。もちろん、本来的な緩和ケアは難しくても、直接的な苦痛を緩和する緩和医療は必要です。

人として向き合う

二ノ坂　だから、米沢さんの言われたように医者としてだけではなくって、そこで人間として向き合うということがないから、たとえば「死にたい」って患者が言ったときに、それを自分が受けとめきれないので精神科にまわすというようなかたちになってしまうんですよね。

それはちょうど、たとえば自分は外科なので、循環器の患者さんは循環器の専門に回すというのと同じような感覚でやっているということですよね。そうすると患者さんをバラバラにしちゃってその身体症状は私が診ます、「死にたい」部分はこっちで診て下さい、というようなことなんですね。文字通り、人間をトータル（総合的、統合的）ではなく、バラバラにしてしまうという現代医療と同じ枠組みにとらわれてしまう。

人間を人体としてバラバラに見るのではなく、有機体としてみる。さらには目に見えないいのちも含めて見るところに、ホスピス運動の根源的視点があります。それは必然的に「人権運動としてのホスピス」であり、そこから近代科学としての現代医療の問題点を照らすことができるのではないでしょうか。

　だから山崎さんが言われたように、人間はあくまでもトータルな存在でその人が痛みや苦しみを持っている存在として、こちらがどう受けとめるかっていうことになってくると思うんです。

痛みは切り離せない

山崎　ところで、緩和ケアチームは医療保険上、緩和ケア診療加算の対象に位置づけられておりますが、その要件として常勤の身体症状を診る医師と、精神症状を診る精神科の医師が不可欠とされています。次なる私の疑問は、先ほど二ノ坂さんが指摘しておられましたが、一人の患者を診るのに、身体症状を診る医者と、精神症状を診る医者に分けて、その両者を必要としているのかということです。

　たとえば、身体症状を診る医者が精神症状を勉強して、その両方を診たっていいじゃないですか。患者にきちんと向き合っていけば充分できることですよ。

　ホスピス現場にいる関係者は、精神科医に相談しなければならないと考える例はごく稀でしかないことをみなさん知っているでしょう。逆にいうと精神科医が身体症状の勉強をして、一人で両方診てもいいのですよ。柏木哲夫先生は、まさに精神科の医師でしたが、身体症状の緩和も学んだパイオニアです。

緩和ケア診療加算

1）本加算は、一般病床に入院する悪性腫瘍又は後天性免疫不全症候群の患者のうち、疼痛、倦怠感、呼吸困難等の身体的症状又は不安、抑うつなどの精神症状を持つ者に対して、当該患者の同意に基づき、症状緩和に係る専従のチーム（以下「緩和ケアチーム」という）による診療が行われた場合に算定する。

「緩和ケア診療加算」より抜粋（平成二四年三月五日保医発〇三〇五第一号・診療報酬の算定方法の一部改正に伴う実施上の留意事項について）

そもそも、心身一体の人間を身体と精神に分けて診ようとする発想そのものが間違っているのです。間違った発想に基づいている現状の緩和ケアチームに、本来的な緩和ケアを求めることはできないのかもしれませんね。間違った発想に基づいた緩和ケアチームの診療報酬上の要件を満たせといわれている医療現場は、むりやり要件に合わせようとしていますが、そこではどのようにあるべき緩和ケアに取り組んでいいか、途方に暮れている現場も多くあると思われます。医療現場も患者・家族もいわば、間違った要件の犠牲者といえるかもしれません。

二ノ坂　そうですね。患者の側からすると、自分のこの痛みは米沢先生にお願いする、こっちは精神的なものは山崎先生にお願いする、なんて、そんな区別はつかないわけですから（笑）。当然ね、自分が苦しい、どうしたらいいんだろうっていうのを、もちろん医者じゃなくてもいいですけども、誰かに一緒に診てもらいたい。なんとかしてほしい。あるいはなんとかならないっていうのがわかっていても、それを共有してほしいというようなことだと思うんですね。

米沢　そうでしょうね。緩和ケアも治療の問題にするには、それぞれの分野の専門家が集まればできると考えられている。これは患者を集めて成り立っている施設医療の発想だと思います。要するに専門分化された医療の垣根のなかの話、患者を取り囲む医療問題として扱われているということです。

僕は緩和ケアの問題はいのちのステージ、還りに入ったいのちをどうサポートするかだと考えるんですが、そこが医療の課題になるとどうしても病気の治療過程として捉えられるということですね。

すすむ医療への取り込み

米沢　緩和医療学会の「ＰＥＡＣＥプロジェクト」の教育プログラム項目も拝見したこともあります。がん対策基本法施行以来、製薬会社の疼痛治療剤のパンフレットにも「ＰＥＡＣＥプロジェクト」の教育項目から「がん性疼痛の評価と治療」とか「オピオイド〔モルヒネ等の医療用麻薬のこと〕を開始するとき」などが掲載されていますが、抗がん剤の効能書きと同じようにみえるんです。

医療現場に近代ホスピスとして登場したのはシシリー・ソンダースのモルヒネによる疼痛ケアであることは間違いありません。しかし、痛みをとるとか、そういうこと自体をソンダース自身は治療と言っていない。はっきりとがん患者のホスピスケアという視点でしたから。痛みをとるということはＱＯＬに繋がるものだっていうことだったわけです。しかし、がん対策基本法が指し示す施設医療では緩和ケアは治療行為としておさまったということでしょう。

そのため、本来の死にゆく人を支えるプログラムとして描いたホスピスのあり方はＰＣＵ（パリアティブ・ケア・ユニット）つまり緩和ケア病棟という施設として、病院内のＩＣＵ（インテンシブ・ケア・ユニット）集中治療室の反対側に配置されることで定着したんです。そうすると皮肉なことにホスピス運動が、病院で生まれて病院で死ぬという施設を完成させたということになりかねないところに来ている気がします。はたして、そういう文化が定着するだろうか、思わず息をのんでしまいます。

山崎　いま米沢さんがおっしゃっていたのと同じで、われわれが病院からホスピスへ移行した目的は、患者さんを、病状は厳しいけれども、患者から一人の人間に解放してゆくことであったり、様々な規則や病院側の論理で動く医療施設から、家なり、あるいは一般病棟よりはずっと自由な環境であるホスピスに解放していくことであったわけです。

ひとりの物語に同行する

山崎　そこでは患者さんは、患者としてではなくて一人の人間として、最終的な時間を生きるわけです。個別性のあるそれぞれの物語を生きる時間になるのです。

ところが、緩和医療は医療の枠組みでの取り組みですから、ＥＢＭ（エビデンス・ベースト・メディスン／根拠のある医療）ということを、重視している。そう

ＥＢＭとＮＢＭ
ＥＢＭはEvidence-based Medicineの略。エビデンス。科学的根拠に基づいた治療。
ＮＢＭはNarrative-based Medicineの略。ナラティブ・アプローチ。患者自身の物語に寄り添う治療。

すると、スピリチュアルペインとか、ケアというのは、ＥＢＭというかたちのなかに、なかなか組み込まれないので、緩和医療では緩和ケアにとって肝心なそれらは省かれてしまっているんですね。

しかし、現場にいるわれわれは、いつだって柔軟に患者に寄り添い、最期まで個別性のある患者の物語に同行するわけです。一人ひとり違う物語をＥＢＭで語ることなど難しいでしょう。ＥＢＭを超えたところに緩和ケアは在るということなのです。

米沢　私はスピリチュアルなところをいのちの深さという言葉で考えようとしているのですが、スピリチュアルペインというのは、いのちへの侵襲が極限に近づいた状態といえると思うんですが、現在巷間でいわれている「緩和ケア」はそこを外している気がしますね。

山崎　再び緩和ケアチームの話に戻るんですけど、結局緩和ケアチームは、患者さんの人生の最終場面までは同行しませんよね。がん治療を受けている最中の緩和医療には取り組んでくれるけれども、そこまでなわけですね。治療が困難になって以降の問題――つまり、患者さんが間もなく死に直面することに向き合うことは少ないですよね。その後はホスピスか在宅に移行するか、他の病院に入院してしまうわけですからね、死を具体的に意識せざるをえない最終段階の一番本質的なケアを必要としている患者を手放してしまう。

だから、たぶん、何が大事かということに触れる機会は多くはない。いずれにせよ、現在の緩和医療の流れは、われわれが患者さんを病院医療から解放することを目指してホスピスケアに取り組んできた流れと逆行して患者さんを医療の枠組みにどんどん取り込んでいこうとしているように思えます。そこで、やっぱり病気や病院から患者を解放し、救済する緩和ケア（ホスピスケア）と病院医療の枠組みに患者を取り込もうとする緩和医療は区分けしなくちゃいけないと思うのです。

二ノ坂　私もいまの動きのなかで何かもんもんとしたものを感じてて、このままではホスピスの本質的なものが日本の場合見失われてしまうのではないかということを強く感じるようになりました。

たぶん、山崎さんが言われる緩和医療と緩和ケアの区別っていうのと、僕が言っている「包括的緩和ケア」と「選択的緩和ケア」とがだいたい、重なるものかなと思うんです。

ホスピスケアを取り戻そうと言ってもそう簡単にはいかないので、何が問題なのかということをもうちょっと自分たちのなかで整理しないといけないなと思います。現状をどんなふうに分析して整理すればいいかというとき、さっきも言いましたけど僕はＮＧＯ活動に関わっているので、そのなかで、プライマリーケアの問題がずっといわれたんですね。

一九七〇年代に当時のソ連のアルマ・アタでプライマリーケア宣言というのが出されて、世界中から厚生大臣クラスがけっこう集まったのです。そのときに「プライマリーケア」っていう概念をひろげて、「Health for All」というスローガンを掲げて、世界中の子どもたち、人々に健康を！ということで二〇〇〇年までを目標にしました。それは全然達成できなかったんですが、そういうのが始まったんですね。

これが、それこそ包括的なプライマリーケア。その社会全体の考え方やあり方を変え、個々人の行動変容を促そうというようなプライマリーケアだったんです。最初はそれで始まったんですけども、途中からいろんな問題が出てきて、いわゆる選択的なプライマリーケアになっちゃったんですね。

どういうことかっていうと、たとえばきれいな水を与えれば子どもたちは病気にならない。でも、本当はそのきれいな水を得るためには、上水道を整備すればいい。でも実際には貧しくってそれができない。じゃあなにが貧しいのか、貧富の格差、所得の格差だ、じゃあそれはどこから来るのか、と。社会の構造から変えていかないと結局きれいな水を手に入れるっていうことにはならないのだと、

プライマリーケア
医療を受けるうえで、基本的な診断やケア。病気の予防、保健衛生など含め本来誰もが受けられるべきであろうとされている基本の医療。

必然的にこういうことになるわけです。

医療と社会はどう関わるか

二ノ坂　たとえば下痢したときには日本でもＯＳ１（経口補水液）が出ていますが、向うでもＯＳ１みたいなのがあるんですね。本来こちらが本家なんですが、ＯＲＳ（経口補水塩）といって、液体だったり粉を水に溶かして飲むものだったりするものもあり、確かにそれは下痢のときには有効です。水分補給としては有効なんですが、でもそれを買うために貧しい人たちは他の食べ物を犠牲にしてそれを買うわけです。製品化されてピカピカのパックに入っているので、よく効きそうに見えます。ところがその地域には、その国や地方によって違う、その土地にある食べ物、果物、野菜とか鳥のスープとかいろんなものがあって、そういう地域に伝統的にある食べ物を上手に使うことによってそれに代わるものはできる。それだと生活を維持しながらできるんですね。高いお金もかかりません。

　ところが、日本ではいまＯＳ１を製品化して、どんどん出す。「下痢」という個別の現象を対象とする——つまり選択的に対応することによって、ＯＲＳを製品としてつくって売りだす。そのことによって貧しい人が買うことの負担がますます増える。一方で、地域で伝統的にあるやり方は廃れていく。いろんな意味で、選択的なものが本来の意味の社会の力、人々の力を奪っていってしまうということに対してものすごく批判をしているんです。

結局それで、「選択的プライマリーケア」と「包括的プライマリーケア」というのは違うんだ。包括的っていうのは、もっと社会全体を変えていこうという考え方なんですが、そういうのを勉強していて、ふっと思いついて「あ、なんだ。がんに限定した選択的な緩和ケアに対して、僕らが考えているのは、トータルな意味での緩和ケアって言っていいんじゃないかな」と思ったんですね。

選択的緩和ケアというのは、「～でないとだめ」という限定があるんです。対象をがんとエイズに限定してしまう。そして場所を病棟に限定してしまう。それから、なかには在宅の緩和ケアのグループでも、がんに特化してゆく。それが在宅での緩和ケアなんだ、それは医者と看護師が一体化したチーム、固定化したチームでないとだめなんだ、とそういうかたちでやっていこうとしている。それは、その部分に関してはそれなりの成果を収めるかもしれないけれども、トータルにその患者さんや家族をケアをしてゆくっていう意味では、ずいぶん足りない部分があるんじゃないかなって思うんです。

ホスピス運動という運動

二ノ坂　僕が岡村昭彦から教えられたもうひとつは、ホスピスっていうのは運動だということです。それは、医療そのものを変えてゆく、あるいは社会を変えてゆくひとつの動きになるんじゃないかなと思っていて、だから、どうしても緩和医療という狭い範囲に限定する、あるいは選択的ケアというかたちでやっていくとは、医療のなかでのひとつの専門分野になってしまって、医療全体を変えてゆく契機をむしろなくしてしまうんじゃないか。あるいはおっしゃったように最期まで「患者として」死んでしまう。死んでゆくことは変わりません。それを患者、あるいは病気の治療、または医療から解放して、人間として最期は死んでゆくというふうにもっていかないといけない。そうすることによって社会そのものの死に対する見方や文化も変わってゆくんじゃないかなと思います。

米沢　いまの話で補足できる活動があります。元看護師、この二十年「福岡・生と死を考える会（現在の「市民ホスピス・福岡」）」の活動をなげうっての隈崎行輝さんの運動です。「ご存知でしたか？　いまの日本だけが緩和ケアの受け入れががんとエイズに限定しているのを」と、脳卒中の後遺症で思うように動かない体で各地を歩きながら、二ノ坂さんの言葉にすれば包括的緩和ケアを求めて、五年間で百万人の署名を集めるために旅をはじめました。隈崎さんは、ほんとうに絶望して起こした活動にちがいないんですね。

二ノ坂　いまもだから選択的緩和ケアというやり方をやることによって、いろんな問題が出てきているし、それをもう少し整理して、私たちが包括的緩和ケアというかたちで、提示する必要があると思います。

病気の対象も包括的、がんだけに限らない。いろんな全ての人が、いつかは最期を迎えるわけですから、そういう基本に立ち返る。

それからケアするいろんな側面も包括的。身体症状、精神症状、社会・経済的な苦痛、スピリチュアルな面、でもそれもトータルなもの。そうすると当然必要になってくるケアチームも、包括的でなければいけないし。

そして、その人の「病気」のことだけ、ＥＢＭだけではなくて、その人の「物語」に寄り添っていくナラティブな部分を重視していく、そういう本当の意味でのトータルな緩和ケアというのが、必要になってくるんじゃないかな。それを選択的緩和ケアときちんと対比させて、私たちの考えを整理してゆく必要があるんじゃないでしょうか。

チームというのも、医療のなかに閉じたものではありません。家族はもちろん、地域に開かれたチームだと思います。人間には本来ケアの力が備わっている。自分自身をケアする力（セルフケア）、家族のケアの力（ファミリーケア）、それに地域のケアの力（コミュニティケア）です。日本では、そのような本来的なケアの力が、機械やシステムやお金などで覆い隠されている。それを取り戻していく。ホスピス運動とは、人間のなかのそういうホスピタリティを取り戻していく運動なのではないでしょうか。

山崎　ホスピスケアとは何かということですよね。私が施設ホスピスの経験から学んだことは、くりかえしになりますが、症状を和らげたり真実を伝えていったりしたとしても、死を意識せざるをえない最終段階で直面する苦痛をスピリチュアルペインとして位置づけ、それらをきちんとケアしていく必要があるだろうということでした。

しかし、その問題は、老衰でもそうだし、慢性疾患や神経難病の方々も、あるいは脳卒中で意識が戻ったら半身麻痺になっている人などが直面するものです。いずれにしても人生の危機状況のなかで、自力では解決できずに途方に暮れている方たちが共通して直面する問題じゃないのかなということです。

それはたとえばいじめに悩む子どもたちだってそうだし、子育てで苦しむお母さんもそうだし、虐待に走ってしまう親だってそうかもしれないと。そこにあるのはまさに、存在の危機としてのスピリチュアルペインであり、とすれば、それらに対するケアのあり方はホスピスで行われているケアと同じでよいんだと思えてきたんですね。

医療からの解放

米沢　二人の話からもう一度整理すれば、「包括的緩和ケア」っていうのは山崎さんのいう「全人的なホスピスケア」に対応しますし、批判されている「緩和ケア／緩和医療」というのは二ノ坂さんのいう「選択的緩和ケア」っていう構図で見えてくる。

いってみれば、やっぱり医療という枠組みからどう患者を解放していくかというところが共通項になっているということです。「あ、これは施設医療のなかでは超えられない限界なんだな」ということですね。

山崎さん、二ノ坂さんの緩和ケアに対する規定は、施設医療のなかで考える限り、どうしても患者管理という枠を超えることがないということのように思いました。それから、現在のホスピスケアという課題を考えるには、がん医療に限らない裾野をひらいたエリアで考える必要があるように思うのです。施設医療の外、人が暮らす町に目を移すことです。

山崎　ホスピスケアとは何かということをつきつめていくと、医療の外にも目を移さざるをえなくなっていくはずなのです。

だから、たとえ、二ノ坂さんが言うところのがんに特化した選択的緩和ケアに取り組んでいたとしても、もし取り組む人たちがきちんとその方の人生に向き合っていけばそのことがみえてくるはずですし、それがみえてきたときに、実はこの問題はがんの患者さんたちだけじゃない、あるいは施設のなかだけではないというふうに視野が広がっていかざるをえないだろうと私は思うのです。結局のところ、それはあくまでも取り組む人たちの立ち位置によるんじゃないかなって気がしています。

ホスピスケアからコミュニティケアへ

投げ出されるいのち

米沢　ここで、私たちがすすめてきたホスピス討議を、いわゆる三・一一以降の情況に重ねて問い直したいです。実は今年に入って、山崎さんはNHK総合テレビで「あなたの自宅をホスピスに」（NHK・クローズアップ現代、二〇一二年一月三一日）、二ノ坂さんは『ドキュメント九州』というテレビ番組で「自宅で死ぬということ――在宅ホスピス医」（FNS・ドキュメント九州、二〇一二年四月二二日）というドキュメントが放映されました。できたら、この討議とあわせて見てもらえたら「病院で死ぬのはもったいない」と、いのちを地域のなかで受けとめる在宅医の姿をより理解してもらえるものになったと思います。

ところが、その後まもなくして、「もう病院で死ねない」（NHK・クローズアップ現代、二〇一二年五月二九日）という特集を組み、高齢の入院患者が強制退院され、居場所を求めている姿を映し出したのです。数年前、アメリカ映画の『シッコ』（マイケル・ムーア監督、二〇〇七年）でみた、病院の玄関先に医療費を払えない患者を捨てるシーンと重なってしまいました。

考えてみれば、三年ほど前の夏でした。百歳を超える人たちの行方不明さわぎが続き、独居老人の増加や孤独死、無縁死、さらには孤立死といった言葉が続き、昨年の大震災で体験したのは大量死と突然死です。私たちはいま、身を置くべき場所、たのみとする人たちを喪ってきている、まさに寄る辺なき時代にあることをここで再確認しておきたいところです。先のご自身のドキュメントを重ねてのおもいはどうですか。

山崎　「病院で死ねない」現状を嘆くより、一人暮らしでも最期まで過ごせる在宅ケアの充実を求めるのが本筋だと考えます。病院での死が、人生の最後にふさわしくないことは、多くの人が知っているはずです。在宅での療養の継続、在宅での看取り体制が不十分だから、望ましくない病院死がいまも多いんです。

二ノ坂　私たちの活動を紹介した番組は、「自宅で死ぬということ——在宅ホスピス医」という大変直接的なタイトルでした。今回のドキュメントが放映されたあと、まず驚いたのは患者さんや地域の方がよく見ていることですね。僕は実際の放映は見ることができず、録画で見たのですが、翌日には来る患者さんほとんどが、「昨日見ました」という話をしてくれました。なかでも、老人ホームで九〇代の患者さんが亡くなる前日に、僕がオカリナを吹き、患者さんが「幸せでございました」とおっしゃるあたりに大変感動したようでした。

実際の在宅ホスピスの様子が見えない、想像できないことが、患者さんや家族にとって在宅ホスピスを選択する際の障害のひとつになっているので、このように映像で伝えることができたのは大変意味のあることだと思います。特に、老人ホームで亡くなる様子、在宅での最期の穏やかな様子、などを伝えることができました。

ただ、私にとって残念なのは、医師の動きに重点が置かれすぎていて、在宅は「チーム」で取り組むということが充分に伝わらなかったこと、たまたまいい医者に出会えてよかったのではなく、最期の時期をどこで過ごすかは患者の選択であり権利であることを、もう少し前面に出せたら良かったのではないかと思っています。

ともかく、「在宅ホスピス」という言葉が、マスコミで徐々に普通に扱われるようになったことは、私たちにとってはありがたいことです。

米沢　わたしはお二人のテレビドキュメントのあとに「もう病院で死ねない」を観たときのショックは、医療費が嵩むという一点で、老人を病院から締め出すというシステムだということ。もっとはっきりしたことは、病院は還りのいのちの受けとめ手にならないということでした。いまから十年ほど前ですけど、当時の国民生活白書のなかで「健康寿命」という言葉を使ったんです。平均寿命は世界一だけれど、ただ長生きすればいいってものじゃないよっていう指摘で生まれた言葉です。つまり介護保険というサービスを受けない元気な体の持続。健康寿命というのは自力で生活できるっていう状態。健康で長生き。QOL、生活の質、いのちの質が大事だというわけです。

けれど、そう主張すればするほど、がん、あるいは寝たきりに認知症といった現実が待っています。健康寿命のあとの予後余命っていう介助を必要とする現実が待っています。大事なのはそのいのちの姿を否定しないで受けとめていく、それが大きな課題になる。ここでも病を超えた新たなホスピスケアのあり方が期待されると思うんです。

それは、いのちの質ではなく「いのちの深さ」という眼差しで高齢者の病や障碍を受けとめ肯定し支えるということです。この「いのちの深さ」をサポートする中心に在宅ホスピスの力があるにちがいないと思っているわけです。

往きのいのち、還りのいのち

米沢　そこで僕は長寿社会の生き方にふれて十年前から言ってきた言葉があります。本書第Ⅳ章でくわしく話しましたが、寿命すなわちいのちのステージには往路と帰路がある。「いのちには往きと還りがある」というふうにして、元気に生きていこうという道程には積極的な治療を受けて健康回復しようという、私はそれに応える医療のあり方を往きの医療と言ってきました。

一方である段階で身体等が衰える、その姿を還りのいのちのステージと呼んできました。がんばれないいいのちを受けとめ支える医療のあり方を「還りの医療」と呼んできました。

考えてみると、医療の立場は一途に、救命、延命を目指した「往きの医療」です。しかし、長寿社会に入ると還りに向かったいのちをサポートする医療があっていいのではないか。還りの人生をどう全うするかを支える担い手になっていくのが還りの医療を支えるホスピスという力だと思うのです。

岡村昭彦の言葉で言いますと、「健康な部分をみつける」「健康な部分に光をあてる」ということなんですよ。そういう役割と位置にあるのが、地域のコミュニティに根ざしている在宅ホスピスを担う山崎さん、二ノ坂さんのような「市井医」の存在が大きいと思います。

この問題に関連して思い出したんですが去年（二〇一一年）の七月ですか、精神疾患を脳卒中や心筋梗塞、糖尿病やがんと同じように国民病に指定しました。精神疾患をうつ病から認知症までひろく掬いあげて三五〇万人に及ぶといっています。

するとがん対策基本法と同じような基本法の制定にあわせて全国各地で精神疾患の患者認定が始まり医療施設に送り込まれることになりそうです。先ほど山崎さんが言われた「死にたい」っていう患者の呟きも、そのまま精神疾患とみなされる道筋にあるかもしれません。

山崎　いま認知症や精神疾患の話が出てきましたけれども、たとえば認知症の患者さんたちの行き場が無くなって、それら患者さんたちを精神科病院の病棟に入れようという動きがあると聞いています。認知症の問題は、その人々を取り巻く生活環境やケアのあり方によって、たとえ認知症であったとして、人間らしく生きることのできる状況は地域の暮らしのなかで確立可能なのに、認知症を精神疾患と位置づけて、つまり医療の枠組みの問題にして、病院に隔離しようとしているわけです。

これはわれわれが末期がん患者さんをホスピスケアの視点から病気や病院から解放し、人間らしく生きることを支援しようとしてきたことと、いわば真逆なわけです。これはもちろん間違った方向なわけです。認知症の方々を精神疾患として精神科病棟に入院させようとする精神科医がいるという話を聞きますと、結局精神科医も、患者さんの存在全体ではなく、病気しかみないと非難されている一般医師と同じなんだなと考えてしまいます。

ありのままでいられる場所

山崎　以前私が施設ホスピスに行って間もないころに、いわゆる末期がんになった統合失調症の患者さんと出会ったことがあります。統合失調症自体は薬でコントロールはされていたのですが、ホスピスへの入院を前提にホスピス外来に相談に来られたんです。

そのときの懸念は、病状が進行し、身体的にも日常的にも様々な困難が出て、ますます状況が悪化していくなかで、精神症状は悪化しないのだろうか、われわれはサポートできるんだろうかということでした。桜町病院には精神科もあったものですから、精神症状悪化時には精神科医が協力してくれるという前提の下に、入院していただき、ケアを提供していきました。当然体調は悪化していくわけですが、その方の精神症状は全然悪化しなかったんですね。だんだん服薬だって難しくなってきたけれども悪化しなかった。

そのときに気がついたのです。この方はいままで、統合失調症という病を抱え、社会の仕組みに自分を合わせるために、薬物療法を受け、苦しみながら生きてきたんだ。

ところがホスピスにこられてから、その方は自分の生き方を苦しみながら社会の仕組みに合わせる必要が無くなった。ホスピスはその人のありのままの生き方を支えるところだからです。ありのままの自分でいられるところでは、周りに自分を合わせるための精神的な葛藤や苦悩は少ないわけですから、精神症状は悪化しなかったのではないかと思いました。認知症もそれと同じじゃないかと。

認知症の人たちが問題なのは、本人たちの問題というよりも、周りの人たちの問題だと。もしその人たちが、認知症をそのまま生きたとしても、そのことを問題にされずに、そのまま受け入れてもらえれば、たぶん大きな問題にならないと思うわけです。

先ほど二ノ坂さんがおっしゃった地域包括ケアという考えからいえば、地域そのものがその人たちの存在を問題にしない社会になれば、その地域社会のなかでそのまま生きられるわけじゃないですか。なんだかんだあったとしても問題にしないでそのまま受けとめられる社会であれば、病名をつけられて地域社会から病棟に隔離されるのではなく、地域のなかで生活の継続ができるのではないかと考えます。それはまさにホスピスケアの基本だと。

トータルケアであるホスピスケアが行き渡った社会であれば、認知症であろうと、精神疾患であろうと、その人たちが生きやすい社会になるのだから、皆で共存できる社会になるだろうと思いますが、本来の緩和ケアが大切な部分が省かれた緩和医療として医療の枠組みに閉じ込められてしまうような社会では、そのような人々は地域社会では生きられなくなってしまうので、結局のところどんどん、追いつめてしまうことになりますよね。

「ある」ことの記憶を留める

二ノ坂　そうですね。いまちょうど統合失調症の話が出たので、在宅でみた統合失調症の方の経験をちょっと。いろんな問題が含まれているなと思ったんで……。

その方はがんで統合失調症、ただ統合失調症があるためにどこの病院も受け入れてくれない。何度か入院したことがあるけどもやっぱり病院で大変な目に合って、もう絶対入院しないと。そういうことでお姉さんと二人暮らしだったんです。

それでその方、病気の影響もあるんでしょうけど、死ぬこと自体は全然怖くない。彼は彼なりの独自の理論があって、病気に対してもいろんなことを考えている。最終的には自宅で亡くなって、亡くなったあとにお通夜にも行ったんです。それこそ身内数人、お姉さんの家族ら数人がいただけで、ほんとに質素なお通夜、葬式だったんですけども、そのとき思ったのは、その人がもし病院にいたらどうなっただろうと。

病院だったらいわゆるがんをもった統合失調症の患者として、いわゆる問題患者として扱われて、鎮静剤などいろんな薬つかって、それで終わっただろうと思う。おそらくその医療者の医者や看護師のこころのなかには全然記憶にも残らないだろうと思うんですね。

でも、在宅でみたことで私たちや関わった看護師たちとかは、少なくとも僕らのこころには残っているし、それからもちろんお姉さんとかお姉さんの家族のところには残っていく。

そういうその人の存在自体が記憶のなかに残るか残らないかっていうのはとっても大きな問題だろうなと思って、その人のときには、そういうことに気がつかされましたね。

だから在宅でやることの意味は、その人の生きてきたことの記憶を周りの人たちが留めていくということも大きいんじゃないか。私はずっとスピリチュアルケアのことがよくわからなくて悩んでいたんですけども、その悩んでいたのはそのスピリチュアルケアはどういうものかとか、あるいはどうやるべきか、そもそも自分がやるべきことなのか、医者がやるべき役割かどうかってことに関して、いまでも悩んでいますけども、在宅の場合は、ほとんど本人や家族がそのあたりを担っているんじゃないかと私は思っているんですね。

固有の関係に宿るケア

二ノ坂　もちろん私たちの役割も多少あるかもしれないけれども、私たちがいくらがんばって在宅に毎日行ったとしても、せいぜい三〇分から一時間、二時間ぐらいいることもありますけれども、あとの二二時間、二三時間は、家族同士で向き合っている。患者さん自身は死と向き合いながら生きている。家族は、死と向き合っている患者と向き合って生きている。そのなかでおそらくいろんな会話がなされたり、あるいは沈黙の時間があったり、ときには諍いもあったりとかするんでしょうけども、そのなかでその人たちのスピリチュアルな痛みとかは発揮されて、そしてそれに対するケアというのが自然なかたちで行われているんじゃないかなというふうに思うんですね。

僕も十年二十年近くやってきてこの頃思うのは、在宅の患者さんに対して、それなりの対応の仕方がなんとなく身についてきたのかなと思うんです。患者さん亡くなりますけど、亡くなったあとの家族の方たちの表情とかね、満足度とかが、どう計るのかわからないですけども高まってきているんじゃないかなという。

ありがたいのは亡くなった患者さんの家族、つまり遺族の人が、またうちにきてくれる。いろんな病気にかかってですね。それとか、普通亡くなったあと、お礼にくるときには黒い服着てきますよね。なかには、ピンクのシャツを着てきたりとかね。あの、すごく明るい感じにしてくれたり……、泣きますけどね、僕らの顔みると。泣きますけどそれは、一緒に最期の時を過ごしてくれたとか、一緒に闘ってくれたという、そういう、なんというか懐かしさみたいなものも半分あるような感じで、泣くけど、一緒にそれをやったことがとってもうれしかったみたいなかたちで話してくれる方が多いんですよね。

それはおそらく在宅でやってるときに、グリーフケアみたいなものが、その家族に対しても成されているのだろうなと思います。おそらくそういうことを含めたものが結果としてはスピリチュアルなケアになってるんじゃないかなということを考えています。ちょっと施設ホスピスとまた違うんです。

山崎　私のほうは施設ホスピス（本来的な緩和ケア病棟）で一四年仕事をしていましたけれども、施設ホスピスであっても在宅であっても、最終的な拠り所は患者さんなりご家族と周りの人たちとの関係性の問題だと思うんですね。私は以前『病院で死ぬということ』のなかで、一般病院での終末期医療の問題点も指摘しましたけれど、だからといってじゃあ一般の病院のなかで関わった患者さんや家族がすごく悲惨だったかというと、それなりの関係性ができれば、療養の場としての問題や医療の仕組みとしての問題はありますが、患者さんからもご家族からもそれなりの満足度をもって評価されることはあります。ですから、最終的なところはやっぱりお互いの関係性だと思うんですね。

施設ホスピスでも、患者さんが亡くなられて退院されるときに、ご家族がここから「ホスピスに来てよかった、私ががんになったときにもぜひよろしくお願いします」と言って帰られる方もたくさんおられます。ただ、緩和ケア病棟も残念ながら、本来的な緩和ケア病棟（施設ホスピス）から緩和医療病棟まで、その質は様々でピンからキリまでありますので、二ノ坂さんの本（『在宅ホスピス物語』）のなかで緩和ケア病棟で亡くなった人の看取りの場面に行って、その時に愕然としたと書かれているところがありますが、それも確かかなと思います。

でも二ノ坂さんが体験されたのは「本来的な緩和ケア病棟」（施設ホスピス）ではなく、症状緩和中心の「緩和医療病棟」だったのではないのかということなのです。

そこがどこであったとしても

米沢　いまの話に関連して、最近、国立系病院の緩和ケア病棟に勤務されている熱心なホスピス医からこんな訴えを聞いたことがあります。例のがん対策基本法の施行以来、基幹病院ではどこも緩和ケアチームをつくってきた。でも、治療態勢でのケア遊軍でしかないから、本気で緩和ケアをやろうという気はないし、緩和ケアの専門家は育たない。やはり病院でもまず緩和ケア病棟をつくることから始めないと本当のケアにはならない、というのです。

山崎　その緩和ケア病棟が緩和医療病棟ではなく、本来的な緩和ケア病棟（施設ホスピス）であれば、ということですね。「一般病院、ホスピス、在宅」と三つの立ち位置でのケアの経験をしてきた私には、一般病院であろうと、ホスピスであろうと、在宅であろうと、患者・家族とケアに携わる人々との関係性がとても大切であり、それらがそれなりに満足のいくものであれば、その場その場での関係者が納得できるケアは成立することは、先ほどお話しした通りです。ただし、三つの立ち位置を経験してくると、場が良ければ、ケアにはもっともっと深みや広がりが出てくるし、それはやはり家という空間なんだなということをしみじみと実感はしております。

二ノ坂　確かにおっしゃるように在宅ホスピスであってもピンキリになりつつありますので、施設をたんに批判するとかそういうことじゃないんですけれども、関係性が大切だというのはまさにその通りですね。

このあいだ、福岡で緩和ケアのネットワークの講演会があったんですね。そのテーマが「最期の時期を誰と過ごしたいか」ということだったんです。「どこで」

じゃなくて。だから、まさにそのことだと思うんですね。その関係性を大切にするっていうことは。「ああ、場所だけの問題ではなくて、誰と最期の時期を過ごしたいのかっていうときに、ここでする、どうするっていうのが出てくるんだなあ」と思ったんですね。

そういう意味でいうと、私は在宅を長年やってきてよかったなあと思っています。まさに家族との関係性において恵まれている人たちが在宅を選択する、そういう人たちと出会って、在宅ホスピスケアを提供する、それはケアに関わる私たち自身の人生も豊かにしてくれる。だから、そういう意味でとってもありがたいなと思っています。家族との関係性が上手くいってない人たちは、在宅を選択できない、もしくは選択したとしても、なかなか上手くいかないことがあるので、その意味では私たちはそういう人たちとばかり接してきたので、だからこそ在宅を一生懸命私たちはやる意味が私にとってもあるし、彼らにとってもあるんじゃないかなということを思いますね。

家族がいてもいなくても

山崎　私たちの取り組みでも、やはり本人が在宅でいたいと願い、家族もそれを支えたいということがありますと、かなりの確率で在宅看取りが達成できます。開業以来ずっと七〇パーセントくらいだったがん患者の在宅看取り率がこの一、二年八五パーセントを超えるようになってきていますが、患者さんと家族の関係性が良好な場合がほとんどです。このような状況では患者さんが直面する生きる意味の無さなどのスピリチュアルペインは、家族やケアする人との関係性によって少しずつケアされているのです。

確かに家族との関係性やケアをする人の関係性によって、患者さんが直面している、生きる意味の無さなどは少しずつケアされていきますが、もちろん、独居のみなさんも、あるいは独居の方々の方がより強く同じような問題に直面すると思います。

ここでしかし、家族のいない独居の方々の方が同じようなスピリチュアルペインに直面した場合にはどうするのかということになりますが、スピリチュアルペインやそのケアを家族という関係性に重きをおいてしまうとひとり暮らしの人のスピリチュアルケアは難しいということになってしまいます。

私にとってのスピリチュアルペインとケアの位置づけというのは、そんなに難しい理屈ではなく、結局どんな場面になったとしても、その人が、自分の人生が肯定できるように支援することなんです。肯定できるためには自分が認められることであるし、自分の苦悩をきちんと受けとめてくれる人がいることであろうし、そういう関係性があれば、ひとり暮らしの人が自宅で最期を全うしたとしても、それは充分なる人生に真っ当に結びつくのではないかと考えています。

二ノ坂　いま、ちょうどそれを僕も言いたいなと思っていたんです。私は看取り、よい死には、人生の最期の条件として四つあると思っているんですね。

ひとつはそのまさにいまおっしゃった当人が自分の人生を肯定しているかどうかっていうことです。自分の人生を肯定している人たちと私は接してきたなと思っているのですが、その人の人生を肯定できるような人生を生きてきたってことがひとつ。

二番目が関係性ですね。家族との関係性。そしてこの二つは、私たちが関与できない部分ですよね。私たちが関与する以前の問題が大部分で、その人がどういう人生を生きてきたか。そして家族とどういう関係もってきたかというのは私たちが関わる前でだいたい決まる。もちろん私たちが関わることによって変化する部分もありますけれども、ほとんどそう。

そして三つ目がその最期の時期に家族の人たちが充分なケアができたと感じるかどうかっていうこと。そこの部分は私たちが関わります。症状コントロールをしっかりやるということ。家族の話を聞き、家族とそういう具体的なケアをやっていく。

それから四つ目が安らかな最期。本人が本当に安らかな最期を迎えるということ。この四つの条件がよい死の条件じゃないかなと思っているので、だから前半の部分——その人の人生を肯定できる、それから家族との関係性を大切にしている。関係性が充分にできている。良い関係ができているという部分に関しては、私たちがあんまり関わる部分ではない。むしろもうそういうのができているから、在宅にくるっていう人たちが多い。

あとの条件の二つ。良いケアができたかっていうことと、最期は安らかだったかっていうことに関して、私たちは精一杯のことができるんじゃないかなという。そういういろんな条件を整えることがよい看取りに繋がるんだなっていうことを念頭におきながらやっていくと、がんだけに特化しようとか、それから症状コントロールをやれればそれが全てなんだっていう考え方にはならないと思うんですね。私たちが関わるのは本当に最期の、最期の一部分だけにすぎないのでね。

山崎　二ノ坂さんの考えもよくわかります。たとえばもちろん、すでに過去になってしまったことはわれわれは関与できないことだけども、しかしその過去を一緒にさかのぼることはできると思うんですね。

目の前の問題のあまりの大きさに混乱していて、過去を振り返ることすらできないような状況にいる人もいますが、大切なことは、われわれ自身が患者さんの良い聴き手になって、ゆっくり、しみじみと患者さんにご自分の過去を物語っていただくこと、そのことによって患者さんの過去の人生を共有できるようになる。そうやってわれわれ自身が関与できない過去を物語っていただき、現在に辿りついてくるということと、今度は現在から亡くなるまでのプロセスがあるわけですが、ここからは継続性を持って最期まで一緒に同行することができます。患者さんの過去の肯定後には、日々現状の肯定ができるように関わることができれば、死をも含んだ人生の肯定が可能になるのではないかと考えています。

つまり、いま目の前の問題で途方に暮れている患者さんがいて、周囲はどう接していくかわからないような状況のなかにいたとしても、患者さんの過去、現在を肯定してくれるような相手がいてくれた場合には、その視野狭窄状態に陥っている患者さんの視野が広がるかな、と。広がっていったときに、新たな可能性がみえてくるのだと思います。

患者さんの過去をお聴きするしかできないけれども、しかしその人の置かれている現状から亡くなるまでのあいだに、何がしか参加することによって、そこから患者さんが自己肯定ができるとすれば、われわれはその方たちの自己肯定に参加できるということだと思います。

二ノ坂　そうですね。

山崎　その人に家族がいてもいなくても、その人が直面している問題を一緒に辿っていくことによって、ケアの本質はみえてくるのかなって気がしています。そこにさらに家族が参加できれば、まさにグリーフケアを含めた家族ケアにもなってゆくのかなと思っています。

新しい「家族」をさがす

米沢　いまの話を受けて、もう一度家族力という問題を押さえておきたいです。単純に在宅ケアはできたら受けたい、そう思っても実際にできない。そういう人たちがたくさんいるわけですね。家族があってもなくてもですね。

二ノ坂　家族があるからできる、ないからできない、というふうに考えてしまうとそこで止まってしまう気がするんですよね。

このまえ、近くの大きな拠点病院と、患者さんが亡くなったあとのデス・カンファレンスという症例検討をやったんです。その方は、その病院を退院して家に戻り、僕たちが在宅で看て亡くなられたんですね。その患者さんが病院から家に帰るというときに、見送った医者や看護師やソーシャルワーカーがどう思ったかということを率直に教えて下さったんです。

患者さんは男性で大きな体だったんですが、家にいる奥さんは痩せた小柄な方だった。それで、この奥さんで介護は大丈夫だろうかと思ったそうです。それから一緒に住んでいる娘さんが仕事でたびたび出張するので、娘さんが出張のときは二人はどうするんだろうと思っていた。そしていずれにしても、家に帰っても病院かホスピスにすぐ戻ってくるだろうと思っていた。ところが、実際は家に帰ったことを本人も家族もとても喜んで、大変な思いはしたけれども最期まで在宅でみることができたっていうことなんですね。

そのときに僕が話したことは、「このお母さんで大丈夫だろうか。娘さんがいないときは大丈夫だろうか。すぐ戻ってくるだろうか」という考え方ではなくて、「この人にとって家に帰るためには何が問題なのか」、「何を解決すれば在宅に帰れるのか」という発想で考えてほしいということだったんですね。

僕は基本的には、人が死ぬのに病院でないといけないというルールは全くないので、どんな状態であっても基本的には家に帰っていいだろうというふうに思います。大変なこともあります、もちろん。けれども、基本的にそういう考え方に立てば、じゃあ「どんなふうにサポートすればいいのか」ということが問題であって、帰れる、帰れないというふうな問題のたてかたをすると、そこで揉めてしまって止まってしまうんじゃなかろうかなと思います。

たとえば奥さんが病弱であれば、「それをカバーするためにはどうすればいいのか」——親族はいないのか。親族がいなければそこでボランティアでカバーするとか、ヘルパーでカバーするとか、「ではどうすればいいのか」と、「次の手、次の手」を考える。そうすると「次の手」が出てくる。「これは無理だろう」と考えるとそこから先に思考がすすまないということがあるんですね。

山崎　やっぱり病院で働いていると、在宅で療養するということがどういうことか、具体的にイメージできないいんだと思います。そこで「こんな状態では家に帰せない」と考えている。そのときに、病院の医師や看護師のみなさんに一度、その家に帰られた患者さんのお宅に訪問してほしいと思います。そしてこういう感じでもちゃんと生活の継続、療養の継続ができるし、人生の継続ができるんだってことをわかっていただけると、ずいぶん在宅療養のイメージが変わってくる気がしていますね。そこをシェアできればいいなと思っています。

私自身も在宅に移行して、外科医時代、施設ホスピス医時代、在宅ホスピス医とこの三つのステージを考えると、いまが一番自分にとってイキイキとできているかなという気がするんです。やっぱり患者さんにとっても、可能であれば在宅がいいと思う。

在宅が困難になり、入院せざるをえない理由のほとんどは、介護にいろんな限界が生じるからなんですね。逆にいえば介護力さえしっかりできれば、ほとんどの人は入院しなくていい。

たとえば特殊な疾患や急性期であれば別ですけども、慢性疾患の終末期とか、がんの終末期であれば、在宅のように生活の基盤さえあって、そこに二ノ坂さんや私たちのように訪問する医療や看護があれば、あえて症状が悪化したから病院へと場所を変える必要はないんだということです。では、これから、家族がいない独居の人が増えていった場合にその地域で生きたい、生きていこうとしたらどうすればいいかとなった場合には、血縁はないけれども、あたかも家族のような疑似家族をつくってみてはどうかと思うんですね。

宮崎「かあさんの家」

山崎　これは実はもうすでに宮崎で市原美穂さんという方が、「かあさんの家」という取り組みをしているんですね。民家を改修して、その各部屋にひとり暮らしだったけれど一人で暮らすのが難しくなった人たちが移り住んで共同生活を営む。いわば新しい家族が誕生するんです。ケアはついていますけれども、医療などについては全て外付けなんですね。

つまり、生活の基盤さえあって、あとは空間のシェアができれば、あえてその地域を離れなくていいということが見えてきている。ですからこれからの方向性

かあさんの家
宮崎県内に四カ所、二四時間専門職が常駐してボランティアと共に運営されている。特定非営利法人ホームホスピス宮崎（通称HHM）。

としては、ケアタウン小平のエリアのなかで、そういうふうなものをつくっていくことによって、入院せざるをえなかった十数パーセントの人たちに関しては、入院しなくてもよくなるんじゃないかと考えています。

家族がいないから無理だったということではなくて、それは新しい家族、それは血が繋がらない家族ですけれども、いわゆる認知症の方たちのグループホームのようなかたち、あるいはシェアハウスのようなかたちで生活さえ守っていければ、それはできるんじゃないかなと思っています。

米沢　山崎さんが紹介された「かあさんの家」は「ホームホスピス（在宅ホスピス）」と呼んでいますよね。私も関心をもっているところです。「かあさんの家」というのを例にとってみると、借り受けた約一〇〇㎡の民家に入居者五人、ヘルパーさん五人。日中二人、夜間一人の二四時間二交替制で入居者はそれぞれ自宅に住民票をもっていて入所というかたちではないですね。ホームでは在宅療養支援診療所の医師が主治医になって訪問者でサービスをはじめ、介護保険の枠内での訪問看護、訪問入浴や訪問リハビリ。そのうえでさらにデイサービスやデイケアにも「かあさんの家」から出かけるというものです。ここまでできるとすると、セルフケア、家族ケアからコミュニティケアの軸もみえてきそうなんですね。

さっき山崎さんは疑似家族と言われたんですけど、これは長寿社会の寄る辺なき時代にこそ必要な〈新しい家族〉だと呼んでみたい気がします。

そう呼んでみたいと思ったのは最近読んでハッとした芹沢俊介さんの『家族という意志』（岩波新書、二〇一二年）からなんです。サブタイトルも「よるべなき時代を生きる」とあったのですが、そこで家族とは「自分のいのちの受けとめ手が一緒にいること」と規定していることです。「かあさんの家」というのは、施設ではないです。いのちの受けとめ手が一緒にいるんですね。

脱施設――いのちを受けとめる町へ

山崎　さきほど認知症の人たちを精神科の病棟に入院させようという動きがあるという話をしましたが、それは要するに施設に隔離、収容するということですよね。ケアすると言いつつも、実は収容しちゃうわけですよね。病院も一種の収容ですよね。現在の緩和医療病棟だってある意味収容ですよね。ホスピスケアの本質は解放の思想でもあるのですから、施設中心の考え方は根本的にホスピスケアには似つかわしくない。脱施設が今後の方向性だと思います。
今後、高齢社会の日本では、がん患者も含め多くの人が亡くなっていきます。だからといって、その人々の死に場所としての施設を増やしていくのではなくて施設に行かなくてもいいような、そのまま地域社会で最期まで暮らし続けられるケアの環境を地域のなかにつくっていくことが求められているのだと考えています。私は施設ホスピスで育ってきましたし、そこでスピリチュアルペインやケアの重要性をいやというほど認識して、これこそホスピスケアの本質なんだと確信するようになったわけです。そして、そのケアの普遍性を認識した私は、そのようなケアをがんに限らず非がんの患者さんにも、施設のなかではなく地域のなかで展開したいと考えケアタウン小平を立ち上げたわけです。

ただ、現状では、在宅でのホスピスケアの限界はたくさんありますから、緩和ケア病棟が本来的な役割を果たせるのであれば、お互いに補完し合いながら、それぞれの役割を充分果たしうると考えています。しかし、これ以上緩和ケア病棟を増やしていく方向性はよくないと思いますね。在宅ホスピスケアの充実こそ優先させるべきです。将来的には在宅ホスピスケアが中心で緩和ケア病棟は、在宅の補完的役割を担うのが相応しいと思います。

そしてケアタウンのこれからですが、半径三キロか四キロのなかでいまの取り組みを五年、十年と継続していきたいと考えています。そのようにしていままで病院などの医療機関のなかに人生の最期の場面を委ねて、そこで失われてきたことを自分たちの地域に取り戻していき、その経験をたくさんもつ地域社会がどう変わってゆくのかということに、地域再生のひとつの希望の光を求めていきたいと思っています。拡げていくというよりは、むしろそこの濃度を濃くしてみたら、なにか新しい地域が見えてくるんじゃないかなって、そんな感じがしています。

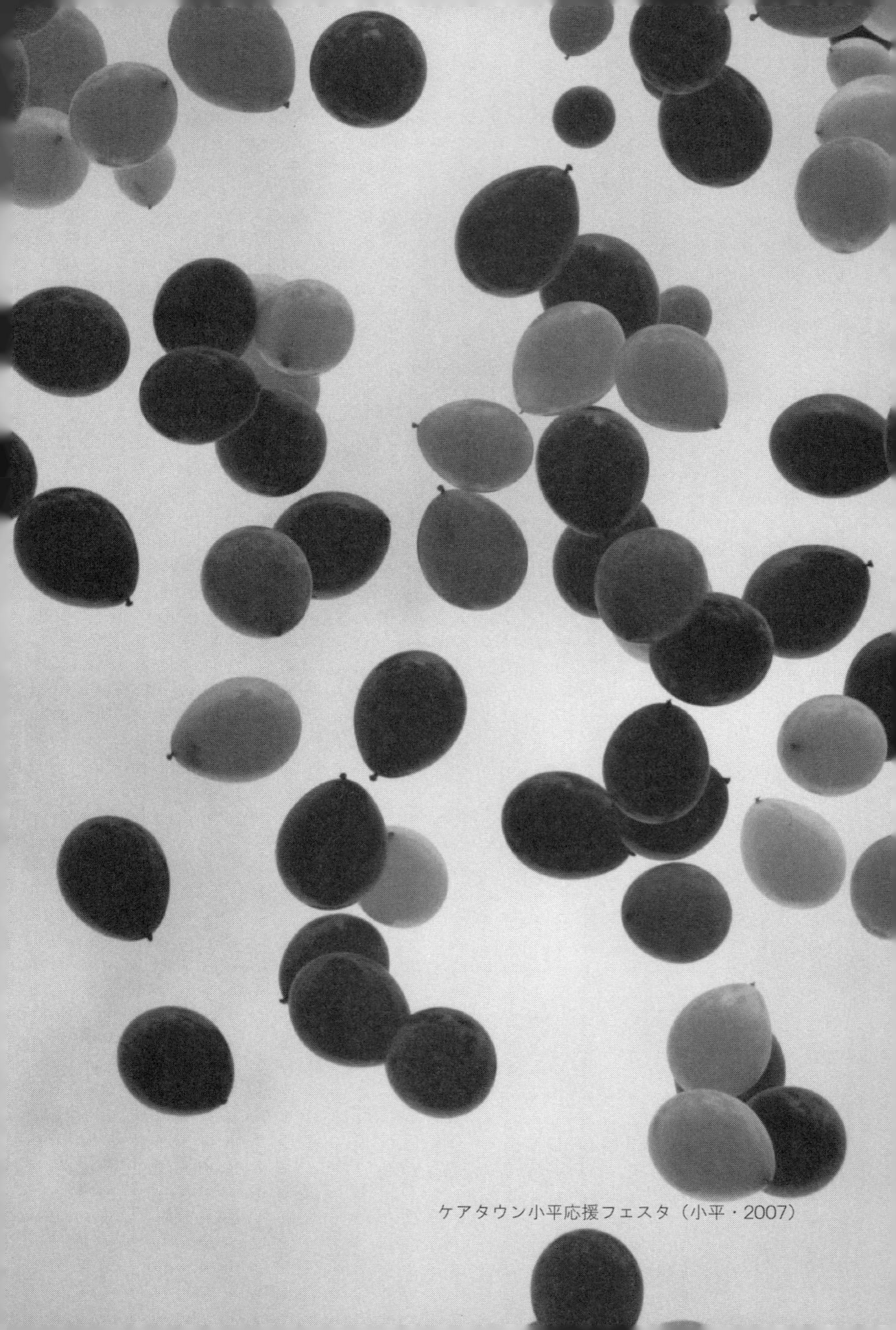

ケアタウン小平応援フェスタ（小平・2007）

V　還りのいのちを受けとめる

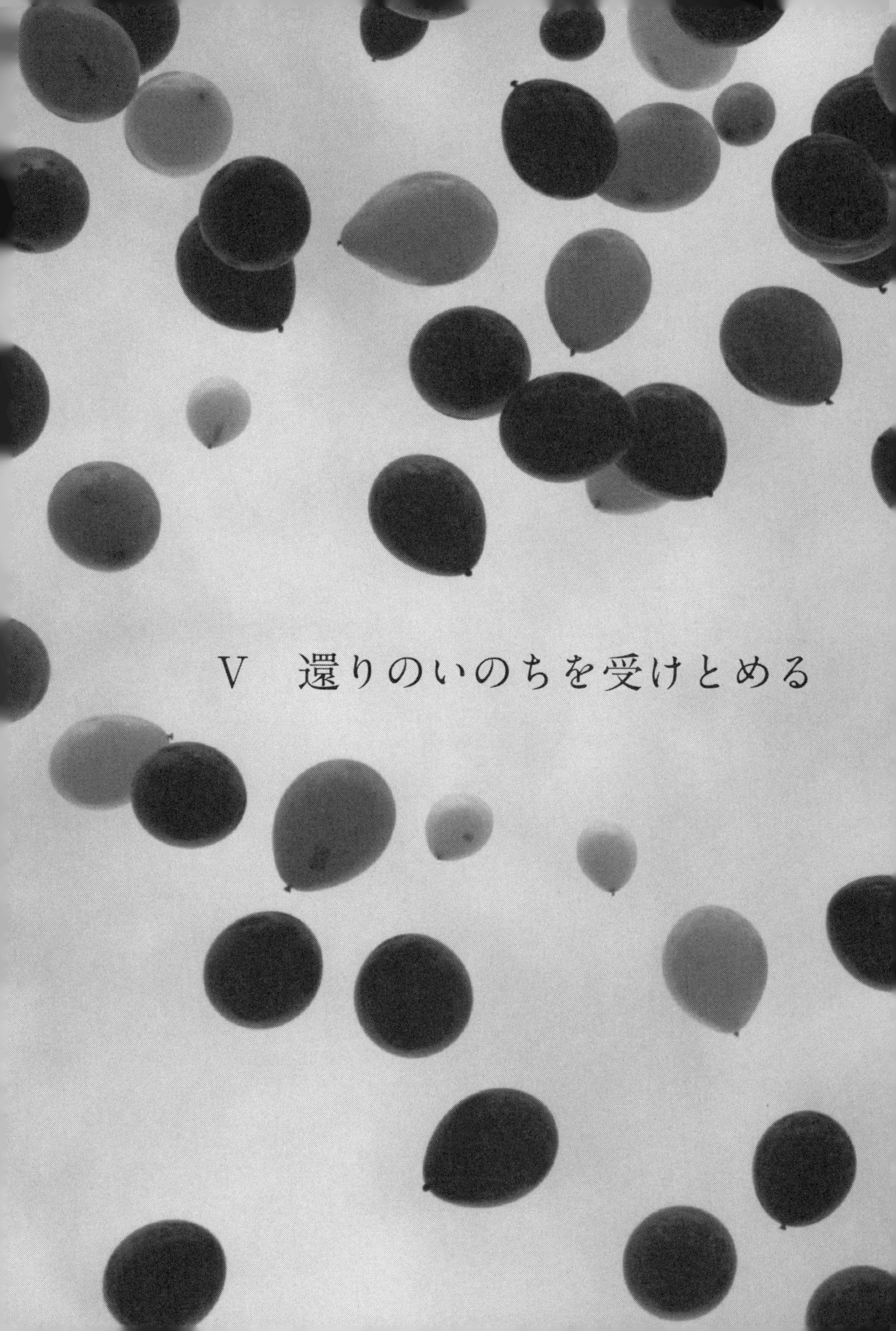

還りのいのちを受けとめる

――老いる、病いる、そして明け渡す

米沢　慧

私は去年『自然死への道』（二〇一一年）という本を出しました。「自然死」という言葉はいまの時代には自然な表現ではないとおもいました。真宗の若いお坊さんを前にして話す機会があったのですが、自然死という言葉は初めて聞きましたと言われて、エッとおもいました。自然死といえば一般には寿命が尽きて死ぬということです。医師の死亡診断書には自然死という項目があります。病死や事故死や自殺等ではなく老衰死っていうのがしっくりくるかとおもいます。けれど、考えてみれば、病院で生まれ病院で死ぬのがあたりまえになっています。そうなってくると、現代の自然死といえば病院で死ぬこと、つまり病院死とみなしてもさしつかえないようにおもいます。

長寿社会になりました。その長寿を支えているのが医療なのだとすれば、ここで自然死とは、いのちをどう全うするか、どんな人生の終え方があるのか、いいかえれば老・病・死の受けとめ方にかかっているようにおもいます。「老いる・病いる・明け渡す」。この三つをいのちのステージとして受けとめていく先に現代の自然死を見いだすことができるのではないか。そのあたりをテーマにしたいとおもいます。

1　往きの医療と還りの医療

▼いのちのステージ

寿命といえば、生から死に向かって一本の直線で示されています〔図1〕。日本では、その一本の直線で示される平均寿命（ゼロ歳児の平均余命）が世界一になりました。そして高齢者が一気に増えた段階で介護保険法が施行されました。

一二年ほどまえですが、このときに、厚労省は、長寿世界一に対して「長生きすることだけがいいのではない」と警告を発しました。大事なのは介護を必要としない心身ともに自立した活動ができることだといい、ここでいのちの質（ＱＯＬ）を問うたのです。名付けて「健康寿命」という言葉を引き出しました。ここで、介護を受けるほかないいのちのすがたを「予後余命」と呼んでみます。

予後余命とは寝たきりや痴呆等を含むいのちの最終ステージにほかなりません。このステージを減らすことがＱＯＬ（いのちの質）を上げることになるとすれば、あとは死に追いつめるだけのものになってしまうようにおもいます。

予後余命は「いのちの長さ」や「いのちの質」と比べるものではなく、もうひとつ「いのちの

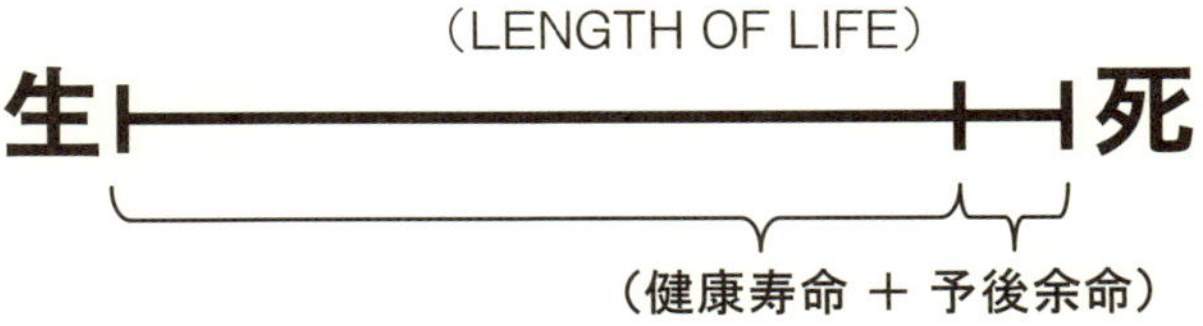

図１　寿命（LENGTH OF LIFE）

深さ　Depth of Life」として受けとめる眼差しがいるようにおもいます。自力で生きていけなくなったから、つまりいのちの質が落ちたから介護するというのではなく、いのちの存在そのものの姿を「いのちの深さ」として肯定することにあります。老いに伴うヨタヨタ、ノロノロという後退した姿は赤ん坊の見せるハイハイからヨチヨチ歩きにみるいのちの深さと対応しているものだということです。

この考え方を図に示しました［図2］。

いのちのステージ（生物学的には「個体の生存期間」）は誕生から死へ向かう直線ではなく、いのちは赤ん坊の歩みにみる「往きのステージ」と老いていく「還りのステージ」で成り立っているというものです。それを私は「往きのいのち」と「還りのいのち」と呼び、あたかもいのちには折り返し点があるか

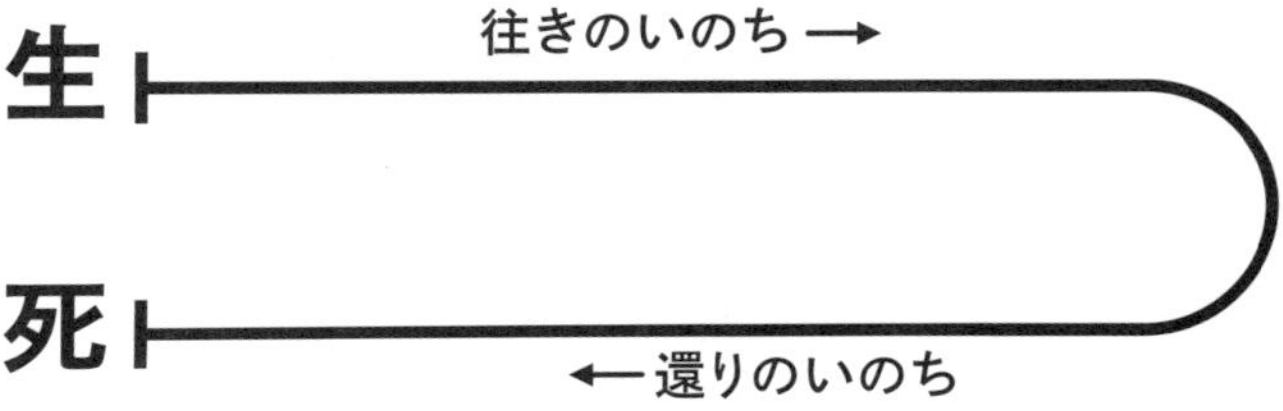

図2　いのちのステージ

のようにいっています。そうすると生（誕生）と死は、いのちにとっては同じ位相のできごとだとみることができます（『往きのいのちと還りのいのち』二〇〇一年）。

▼往きのいのちと還りのいのち

私たちはいのちといえば、なんとなく寿命とか生涯、あるいは一生のこととおもいますが、解剖学者の三木成夫はいのちの第一の意味は「生物を連続させていくもとになる力」だとみています。生命力ということですが、寿命とか一生と呼んでいる姿を「生－殖－死」として表現しています（図3『海・呼吸・古代形象』）。

　生まれて成長して次世代を生む生殖と死にむかう老衰のステージ。それを「いのちのリズム」と呼んでいます。生き物は植物も動物

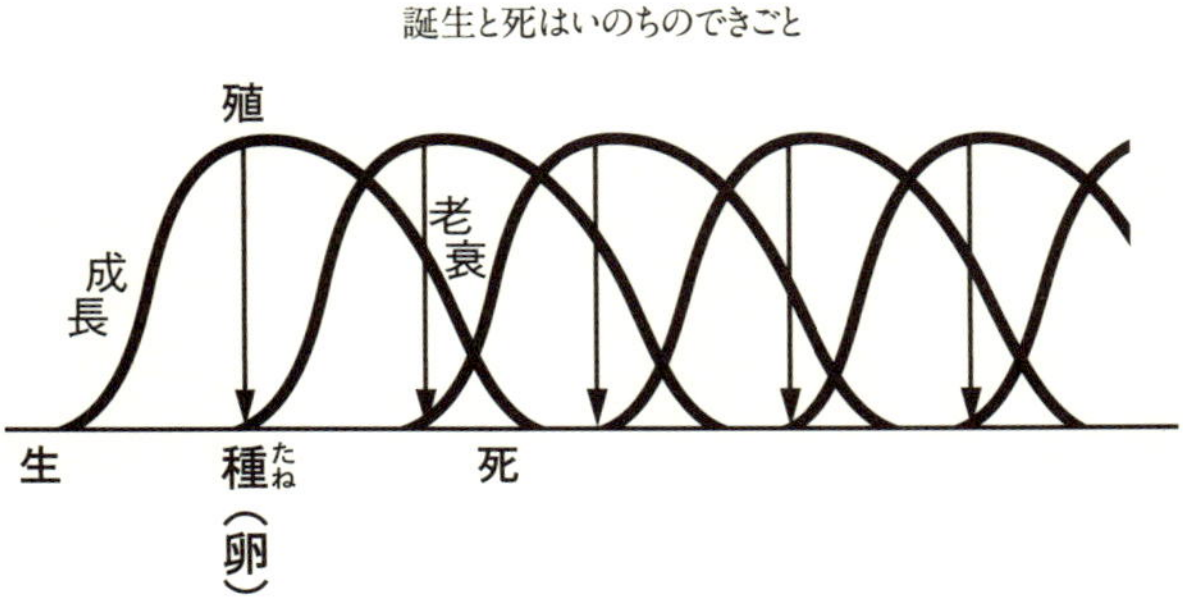

図３　いのちのリズム

三木成夫『海・呼吸・古代形象』より

もむろん人間もしっかりと個体として生涯を終える。個体として生涯を終えることによって初めていのちの継承がある。つまり、いのちの存続のために生死があるという理解です。

三木さんはそれを鮭の例で説明しています。鮭は生まれると大海に出て成長し、雌雄とも数年かけて子孫を遺すために生まれ故郷の川に帰ってきます。そこで雌が産卵すると雄が精子をかける。受精のあとに生涯を終える。この「いのちのリズム」を生命記憶として保存している能力を私たちは本能と呼んでいるのです。

生命記憶という言葉に関連してもう少し三木成夫の考え方に触れておきたいとおもいます。たとえば、私たちの心臓の鼓動や肺呼吸は生物学的には自律神経で動いているとされていますが、三木さんによれば、この体の動きは人間の身体にある植物性の名残です。一方で他律的に動かさないと調整できない神経や手足の筋肉は人間のなかにある動物性の名残だというのです。つまり、人間とは何かを体のなかに見ようとすると、人間は動物とは違うと考えるのではなく、植物や動物などの長い進化の過程が体のなかに埋め込まれていること、つまり私たちの身体は植物性や動物性の器官に支えられていて、そのうえに人間独自の特性が乗っかっている（『生命形態の自然史』）のです。血液や心臓の鼓動はひとりでに動く部分ですが、言葉や声は出そうと意志しないと出せません。だから脳死を人の死としてしまったのも、いのち（心臓）という視点からではなくて人間としての死を最優先したからではないかとおもいます。

そんな三木さんの「いのちのリズム」から、「生－殖－死」を個体の生存期間として、つまり寿命として考えたときのいのちの物語は、往きの物語と還りの物語の二つの相が見えてくるようにおもいます。ここに私なりの着想が入っているわけです。あらためて、いのちには往きと還りがあるということ。生から殖までの成長期を「往きのいのち」、殖から老衰期を「還りのいのち」のステージと考えてみたのです。

老人介護というテーマは、実は「還りのいのちを支える」ということではないか。

介護保険法がスタートしたころわが家では老親介護の真っ直中だったこともあり、私にとって老人介護は切実なテーマになっていました。みんな長生きする時代になって、はっきりしたことは「老後」という考え方は消えたということです。還りのいのちの生き方として、さらには還りのいのちの受けとめ方として老いの問題、介護の問題があるということになったのです（『「還りのいのち」を支える』二〇〇二年）。

ではどこまでが往路でどこから帰路・還りになるのか、ここでマラソンの折り返し点をイメージしてみました。四二・一九五キロメートルの半分というように分けるのではありません。また、競争が目的ではありません。その人の往路の体や仕事や家族の状況によって「還り」の指標はつけられるだろうということです。年齢が必ずしも目安ともおもえません。少なくとも童謡にあった「ことし六十のおじいさん」はもういないのです。

サラリーマンの方なら定年をむかえるときが折り返し点かもしれません。あるいは大病をしたとき、連れ合いを亡くしたとき、子どもが結婚したときなど、人生の転機とふかく関わっていきそうにおもいます。この還りのスタンスの取り方が大事になってきたのではないか。「生涯現役」という言葉もありますが、往きの生き方をひたすらつらぬくということではなく、還りの起点にたっての生き方になるのではないか、そう考えたようにおもいます。

▼往きの医療と還りの医療

ところでふだん医療といっているのは医療機器や設備の整った病院、消化器系、循環器系等でそれぞれ専門医による態勢が整っている施設医療が中心です。各地に基幹病院があり、その下に地域医療とか在宅医療があり、私たちを患者として迎え入れてくれます。ここでは、前段で使った言葉に従って「往きのいのち」に対応する医療を「往きの医療」と呼び、「還りのいのち」に寄り添う医療を「還りの医療」と呼んで考えてみようとおもいます。するとすぐに気づくのは、医療といえばもともと往きの医療です。いのちを助ける、病気を治すというのが医療の王道であり、またそれ以外にはありません。医療者にとっては「死は敗北」なのです。また還りのいのちを想定した医療などもありません。最近は高齢者が増えたという理由だけで「老人科」がありますが、往きの医療の枠を超えるような診療にはなりません。

そこで医療の専門家ではない私ですが、誤解を畏れずにいのちのステージを左右対称の項目に立てて「往きの医療」と「還りの医療」とに整理してみました（263頁別表）。

直接的には、救命や延命を究めようとする医療、だからいかに死を遠ざけるかに寄与する医療のあり方を「往きの医療」とよぶことにしました。

一方の「還りの医療」は老人介護を含む緩和医療やホスピスなど、そう遠くない時点で訪れるであろう死（心臓死）を受け入れながら還りにあるいのちのステージを支える医療のあり方を指しています。

また、往きの医療は高度な技術が伴う施設医療が中心になり、還りの医療は、どちらかといえば脱病院・施設、在宅医療を足場にしています。ただ、この記述は医療者の位置から見た選択肢というのではなく、治療を受ける、ケアを受けたい患者の立場からの見分け方になっています。

表では便宜的に二項を対のかたちで相対化してみたものです。端的な例をあげると「けんしん」です。かつてのような健康診断（健診）と早期発見早期治療という病名診断（検診）の違いになっています。検診で病名がついたとたんに私たちの患者としての方向軸は、往きの医療ということになるとおもいます。

大枠の対比からいえば「往きの医療」は、いのちの仕組みや仕掛けから引き出すものです。解剖医学から始まった臨床医学の裏付けとなる科学的な根拠（ＥＢＭ）に基づく医療ということになり、西欧医学の王道をいくものでしょう。これに対して「還りの医療」は病巣・疾患への関心よりむしろ患者・病人との臨床の対話（ＮＢＭ）を大事にする立場ということになります。また、同じ医師の立場であっても外科医といえば「往きの医療」の代表格ですし、ホスピス医は還りのいのちに寄り添う医師です。ちなみに山崎章郎さんや二ノ坂保喜さんは往きの医療から還りのいのちを支える医師に転身してきた人です。

さらに看護の領域でもナイチンゲールは施設医療つまり近代医療と切り離せない施設看護の先駆者として往きの医療に振り分けることができます。逆に還りのいのちのケアの先駆者としては近代ホスピスの母、メアリー・エイケンヘッドのホーム看護を差し出すことができそうです。この対比を病室に象徴させれば、ＩＣＵ（集中治療室）に対するＰＣＵ（緩和ケア病室）ということになります。このような分類は、患者自らのいのちの受けとめ方、生き方による目安です。

往きの医療（CURE）	還りの医療（CARE）
EBM（evidence based medicine） いのちのしくみ・しかけ	**NBM**（narrative based medicine） いのちのすがた・かたち
ヒポクラテス	イエス
ナイチンゲール（医療看護）	メアリー・エイケンヘッド（慈愛看護）
施設医療（病院）	在宅医療・ケア
疾患（disease）治療・治癒	病い（illness）療養と慰安
急性期	寛解期
病名診断（検診）	健康診断（健診）
死は敗北である	死を恐れるな（メメントモリ）
ICU（集中治療室）	PCU（緩和ケア室）
ドナーカード （臓器提供意思表示カード）	リビングウイル （死亡選択意思表示カード）
救命、延命・生命維持装置	ホリスティック医療延命治療の中止
脳死（安楽死）	心臓死（自然死・尊厳死）
心臓移植（臓器移植法）	緩和医療ホスピス
告知（インフォームド・コンセント）	予後告知（自己受けとめ）
『がん患者学』（柳原和子）	『がんと闘うな』（近藤誠）
（QOL（Quality of Life） いのちの質 →する・できる doing）	（DOL（Depth of Life） いのちの深さ →ある・いる being）

（作成・米沢慧　第3次改訂　2012.5.4）

終末期ケア	看取り（死とその過程）
D・シシリー・ソンダース 施設ホスピス 緩和医療 選択的緩和ケア	E・キューブラー・ロス 在宅ホスピス ホスピスケア（←山崎章郎） 包括的緩和ケア（←二ノ坂保喜）

目についた書籍から、たとえば松田道雄の著書で二分すれば『育児の百科』に対する『安楽に死にたい』になります。がん患者として最期までがん治療に挑むために医師との共闘関係にもとめていった柳原和子の『がん患者学』は、往きのいのちの視点になります。それに対して、がんは老化現象のひとつであり、抗がん剤は治療薬として期待できないとしてベストセラーとなった放射線科医近藤誠の『患者よ、がんと闘うな』は還りのいのちの受けとめ方としてあげることができます。その他は関心にそって対比して考えていただければとおもいます。

別表にそってもうひとつ、往きの医療としての「終末期ケア」に対して「看取り（死とその過程）」を付しました。その裏付けとなるものをあげると二〇〇六年に誕生した「がん対策基本法」によって緩和医療の解釈が大きく変わったことによる対比となりました。

この問題については、別途三人の討議のなかでも触れられていますが、第一六条の「がん患者の療養生活の向上」について「がん患者の状況に応じて疼痛等の緩和を目的とする医療が早期から適切に行われるようにすること」等をあげたことです。つまり「緩和ケアは治療段階、積極的な治療の一環として行う」としたことによって「往きの医療」にくりこまれたということになっています。実はこれまで「緩和ケア」といえば治癒が不可能な末期がん患者とされていました。この条文によって、疼痛ケアは治療段階から積極的に行う「往きの医療」の一つであることが強調されたのでした。この表現によって、がん対策基本法は末期患者に対する医療を退けてしまったこと、還りのいのちへの配慮がないことを私たちは問題にしたのでした。

とりあえず、このように仕分けしてみると、長寿社会のいま、往きのいのちに挑む医療にたいして、還りのいのちをサポートする医療領域も確実にひろがっていることは間違いありません。残るのは還りのいのちのステージを私たちはどうのりこえ、受け止めるかになります。

2 老いる、病《やま》いる、明け渡す

▼病《やま》いる

還りのいのちのステージは、改めて「老・病・死」の受けとめ方にかかっています。ちなみに近代医療を批判した『脱病院化社会』（一九七九年）という本を著した思想家イヴァン・イリイチは、老いること、病気になること、そして死ぬこと、つまり老・病・死を過不足なくクリアすることができる体力が大事だといっています。また、健康とは、人生を全うするために自律的に闘える体の基礎のことで、「医療の介入が最低限しか行われない生きかた」だともいっています。この課題を「老いる・病いる・明け渡す」という表現に置きかえて考えてみたいとおもいます。

まず「病いる」、やまいると読んでみます。この耳慣れない言葉に出合ってハッとしたのは四年ほどまえ、テレビドラマ『風のガーデン』（フジテレビ、二〇〇八年）に登場した俳優緒形拳の口から発せられたものでした。それもドラマが始まる直前の記者会見での言葉でメモしたことを覚えていますが、その数日後に急逝（享年七一歳）です。「病いる」とはなんだろうか。とても気になりました。ドラマの展開と関係があるだろうと最終回まで観ましたがこの言葉には出合えませんでした。ただ、ドラマ自体はとても興味深いものでした。緒形拳は北海道の富良野あたりの在宅医で地域で信頼されている。その息子が中井貴一で、彼は東京で疼痛ケアの専門家、麻酔科医で登場します。その彼が末期がんになって、さいごは緒形拳が息子の中井を看取っていく親子の和解物語でした。

記事によれば緒形さんは八年ほど前から肝炎をわずらって、五年前には肝がんに移行。家族以外にはそのことを一切口外しないで、また本人の強い意思で入院治療もしないで、役者として全うしたということでした。寅さんの渥美清もすごかったなとおもいましたが、緒形さんも病気でありながら闘病の姿を誰にも見せなかったというのですが、その生き方に「病いる」という言葉が重なっているのではないかとおもったのです。

「病む」や「病める」ではなく、「病い」でもなく「病いる」という表現です。

「やまい」を辞書で引いたりパソコンで「やまい」と打つときまって「病」です。送りのある「病い」は誤りだといわんばかりに表示されません。ですから「病いる」など引き出すことはできません。

しかし、私に言わせれば、「病」と「病い」は同じではありません、違います。英語辞典でいえば「病」はdisease。こちらは病名のつく病気、つまり患者になることです。「病い」はillness。こちらは頭痛がするといった当人が実感できる病いで、体ごと受けとめよう、引き受けようとしている病いというほどの違いにおもいます。

「病」「病い」そして「病いる」。とはいっても私は語源的にこだわったのではありません。「病いる」は緒形拳の肉声として飛び出したことば、自己表現として聴いたのです。「病いる」は「老いる」と同じ響きをもったニュアンスを伝える言葉ではないか、そうおもったのです。ここで「老いる」とは、「歳を取る」というのでも、体が衰えていく、老化していくという意味ではありません。「老いる」とは私のなかでは「老いをいきる」という言葉です。同時に老いに抗うとか老いと闘うというのでもありません。

緒形拳は、あるテレビ番組で老いの演技についてこんな言い方でまとめていました。「芝居とか映画は現実の世界と違い、いいかげんな、どうでもいい虚構の世界だから、本気でやらないと虚構がドラマにならないんです。でも、この歳になってみて少し考えは変わった。七〇歳、八〇歳の演技を考えると、演技することが演技しないことに繋がるのではとおもうようになった。だから緒形拳という役者はヘタだねえ、下手になったねえ、といわれるようになるのが、私の理想……」。

同じように「病いる」というのは体が病んでいく姿をさしてはいません。また、患者として病気に抗うとか、がんと闘うということでもなさそうです。緒形拳は病いを受け入れていきる自らの道を選んだといえます。「病いをいきる」という言葉がふさわしい気がします。

ところで、この「病いをいきる」という言葉はここでは「がんという病いをいきる」と読み直す必要があります。不治の病気の代表格であるため、その呪縛性ははかりしれません。

この問題に自らの乳がん体験を通して挑んだスーザン・ソンタグの名著に『隠喩としての病い』（一九七八年）があります。

がんの呪縛について、ソンタグは「がん患者がつく嘘と、がん患者につく嘘」という表現で、今日の高度な社会は死を受けとめることが耐えがたくなっていると看破しています。一方で、この世に生まれた者は「健康な人々の王国」と「病める人々の王国」両方の住民となる、けれど一度「病める王国」の住人になると「健康な王国」には帰れない場合が多い。ことにがんという病いになると、医療施設と医療用語の世界から自由になることは難しい。そこで、「健康に病気になる」道を歩くことだ、つまり、がんの呪縛から解放される第三の王国を生きることだといっています。

そこでソンタグのいう三つ目の王国を「寛解の王国」と呼んでみたいとおもいます。寛解とは病気が小康状態にあるというときの医療用語 remission（「寛解」「寛解期」）の転用です。「病める王国」からも「健康な王国」からも離れて、患者の肩書きからも解放されるために自らが選択した「寛解」という王国。緒形拳の選んだ「病いをいきる」国もそうではなかったか。そこは還りのいのちのステージに相応しい国のように見えます。

▼老いの超え方

「老いる」「病いる」と、重ねてきました。けれど還りのいのちにあって肝心の「老齢」というすがた・かたちをまるごと理解することはむずかしい。たとえ科学的に分析された老年学と称しても当事者が不在という問題があります。つまり、老齢（老人）については身体の自然を前提とするかぎり誰もが体験するはずなのに、誰もが老齢を体験しなければわからない点を含むということです。この問題はやっかいです。貝原益軒に『養生訓』がありますが、今日の高齢社会のただなかにあって、当事者自らが老齢の現実をどう分析し理解して納得させることができるのか。

実はこの問いに正面から挑んでみせた人がいました。今年（二〇一二年）の三月八七歳で亡くなった吉本隆明さん。戦後を代表する思想家で『共同幻想論』『言語にとって美とはなにか』などの代表作はじめ、その情況発言は常に時代を読み解く指針となるほどの大きな存在で、私も影響を受けてきた一人です。

吉本さんの晩年の十年は衰えていく自分の身体から逃げずに正面から向き合いながら、〈老齢〉というステージに言及した『〈老い〉の現在進行形』（二〇〇〇年）、『老いの超え方』『生涯現役』（二〇〇六年）など十冊近くが上梓され遺っています。

今度改めて目を通してみて吉本隆明の〈老齢〉メッセージは次の言葉につきるようにおもいました。

「人間は自然の一部として、自然に逆らえないので『生』や『死』があるのですが、それでも『自然』に対して逆らう必敗の闘いをしなければ、老いることはできません」（『老いの流儀』二〇〇二年）。

〈老齢〉というステージは、必ず負けるとわかっていても闘わないと自然死もやってこないという、体験しなければ口にできないすごい言葉です。

こうした思わず唸るような言葉に何度か出合っていたのです。ここで哀悼をこめて老いに関する吉本語録のいくつかをあげてみます。

――老年期の幸福について考えるとき、身体の状態をぬきにしては語れない。これを食ったら、上手くていい気持ちになったら、いまとにかく幸せなんだというふうに考えるんです。

――自分がふだん動かしている足腰が不自由だったら、少しだけ我慢すればなんとか歩けるぐらいにしておくのが一番いい。車いすの人だったら、車いすから自分で立ち上がるというくらいはできる。そのくらいやっておけば充分。それ以上やるのは健康上も無駄。実感上もそうです。

――医者（という存在、言動）が場合によっては病気にさせちゃうことがあります。患者のほうも自分で気に入らないことに出くわすと、自分で病気をつくってしまう。自分の都合のいいように病気になるんです。

――身体と精神の関係は大学病院なんかの医者が考えている以上に大きいんです。僕の例でいうと、ちょっと落ち込むとすぐ手が動かなくなっちゃう。そういうのがここ数年間の経験で実感できるんです。自分のからだの主治医は自分、医者がだめだと言ってもめげなくていいんです。

ここまで記してくると、本書企画に関連して、どうしても触れておくべき事柄があります。六年ほど前になりますが、出版社企画で私は吉本さんとの対談『老年論』(仮題)が準備され、日程も決まりスタンバイの段階で突然中止になったのです。吉本さんの体調を気遣ってのことか、理由も定かでないままだったのです。

ところが、半年ほどして出た『生涯現役』(二〇〇六年)の中で、対談中止の理由らしきものがわかりました。新著を楽しみに電車で拾い読みをしていたのですが、あるページをめくると突然名指しで「最近、米沢君はホスピス運動家みたいになってしまった」と発言して、「本人はいいことしているとおもっているらしい」とあるのです。しかもホスピスについて「年寄りを安楽に死なせてあげる」施設というとんでもない理解から、論旨はそこから暴走してしまって、ついにホスピスをナチスの優生思想と同じだとまで断じているのです。これは大間違いですから、編集者はそれは違うと言ってくれてもいいはずだ、それが許されなかったとしたら、吉本隆明の老いも深くなったのでは、と思ったことを覚えています。

しかし、思想家吉本隆明は当時はすでに、目が見えない、歩けないといった自らの老齢を身体的にも精神的にも受けとめていくことが切実であり、その只中にあったということ、いま一連の著作を追っかけてみてそれだけは疑うことはできません。少なくとも、老いる自身の姿を死にゆく過程には一度も重ねてみようとしていないのです。

〈老齢〉とは死の手前の姿ではなく、人間存在としてのさいごの姿として〈老齢〉という主題があったにちがいないとおもえます。だから、老齢者を死にゆく過程とみなしている医療やホスピス等は吉本さんからすれば唾棄すべきものだったのでしょう。死の手前で、もうひとつ〈老い〉を超えるというテーマがあったのです。

吉本さんは「老齢」は人間にとって未踏の領域であるといいたかったのです。中学生にむかって語っている本で「老齢になったから体を動かすのが億劫なんだ、体が鈍くていうことをきかないというのではない」と訴えています（『中学生のための社会科』二〇〇五年）。そして〈老齢〉について次のように言っています。

「問題は自身の意思、脳からの指示・指令に対する動物神経、動物器官のはたらきが一体化した自然な動きにならない。考えと体の動きがひとつにならない。いや、それだけではない。意力や意志に対して体の動きが充分な支えにならないということ。また、体の反応が遅れてくるということでもない。やろうという意志と、やるっていう運動の隔たり感が大きい。意思と行為が背離する、一体化するのではなく背き離れる関係になることだ」と。

つまり、〈老齢〉の世代は身体の運動器官が鈍くなっている人たちのことだというのは大いなる誤解ですよと言っています。老齢者はいつも意志している、けれど体の行動を起こすことのあいだの「背離」がだんだん大きくなっていくのだという説明です。

言うまでもないことですが、ここで吉本隆明が指摘しているのは老化現象と〈老齢〉は同じではないこと。老化は他の動物にもやってくるけれど、〈老齢〉は人間だけにしかやってこない。この人間にしかやってこないというやっかいな問題を医療や介護の領域から短絡的に追いつめていくとき、認知症という病いへの変換が準備されていくことになります。

そこで「老人というのは、人間のなかの動物性が極限まで小さくなった、より人間らしい人間であって、それは老人が本来評価されるべき点」（『真贋』）として〈老齢〉は動物から最も遠い「超人間」の姿である——と、そう理解しなくてはいけない（だから、乳幼児期への退化ではない）とも言っています。

そのうえに言葉を足していくと、超人間としての老齢は、死に向かう抗いの姿ではなくて、あくまでも「生きることに対してのみ気持ちが向いている」「生きる方向に最善を尽くす」という存在、「ある」といういのちの姿の極限なのだと言っているのです。

「往生際が悪いなっていう生き方、もっと理屈をいうと老体になったら相当努力しないと自然死にならない」とまで言っています。ほんとうにすごいことを言う人だったとおもいます。

かつて病気について考え抜いた人はいます。夏目漱石や森鷗外の名前がすぐにあがります。近代文学は病いの告白から始まったことからもわかります。しかし、自らの〈老齢〉を思想課題として立ち向かった巨人はいません。その先鞭をつけたのが吉本隆明ということになりそうです。吉本さんは「老いを超える」という課題を次世代にのこすことで、いのちを明け渡していったとも考えられます。

▼明け渡す

さいごのキーワードとして、〈明け渡す〉がのこりました。死の受けとめという重いテーマです。信仰・宗教的なところで明け渡すといえば、天国へ行くとか、お迎えがきて浄土にいくという展開になるところです。けれど、ここで手にした「明け渡す」は、死にゆく人の心理的な葛藤の解放と癒しを追究したいのちの臨床家エリザベス・キューブラー・ロスがさいごに著した本（『ライフ・レッスン』二〇〇一年）から引き出したものです。

そこには「愛のレッスン」「喪失のレッスン」「怒りのレッスン」など一五のレッスンがあり、そのなかのひとつとして「明け渡しのレッスン」が採りあげられています。

代表作『死ぬ瞬間』の論点からいえば、死の自己受けとめの心理過程五段階の最終章は「受容」です。そこから推し量れば当然「受容のレッスン」です。それを外して採りあげられたのが「明け渡しのレッスン」。この項目の変更は、ロスの脳卒中体験とその後のグループホームでの介護を受けた経験等を踏まえられているからだとおもいます。

ロスは、死に直面している人たちはいつも、大いなるレッスンをもたらす教師だったと言っています。生きている姿がもっともはっきりみえるのは、死の淵に追いやられたときからだとも言っています。なかでも「明け渡しのレッスン」にふれては「いのちそのものの秘密」が差しだされると言っています。

この本に出合ったころは、私の身辺では九〇歳を超えた義父母らの介護や看取りの時期と重なっていましたから、その姿を「明け渡す」という表現に変えてみるといのちのドラマとして捉えなおしができるとおもったことがありました。その場面を紹介してみます。


義母は若いころから病気がちで、六人の子どもらには常に自分は早死にすると言い続けてきたといいます。確かに何度かの大きな手術で入退院をくりかえし、晩年は糖尿病でインスリンが毎日欠かせないものになっていましたが、病院へいく以外に外出することもなく、連れ合いより長く九三歳まで生きました。

亡くなる前年に始まった介護保険法適用で義母は要介護度5と4を行き来しましたが、寝たきりでも麻痺拘縮はほとんどなく、認知症状もなく意思疎通はしっかりしていました。

ある日（実は亡くなる前日）、いつものように仕事で出かける前に「いってきます」と義母のベッドの脇に立ったとき、唐突に「ヨネザワ君。私、もうすぐいなくなるから。ありがとう」と言うのです。これまでに何度か「死にたい」とか「死ぬのがこわい」など口にしたことがあり、その都度慰めの言葉をかけたことはありましたが、この日義母の表情や言葉には不安の翳りは見えませんでした。こんなやりとりになりました。

「もうすぐいなくなる……。そんな気がするんですか」

「来週はわたし、もういないとおもう。お世話になったわ」

私は(もうすぐ死ぬ? そんなこと言わないでがんばって)という言葉を飲み込んでいました。義母の目は、そういう返事を期待していなかったからです。

「僕も一緒に暮らせて、よかったですよ」と手を差しだしました。

「長いこと、ありがとう。それから、キョウコは来週にはあなたに返すから」

キョウコとは妻の名前です。おもしろい言い方だなあとおもって「まだ、いいですよ」と笑いながら言葉を返したほどでした。けれど、私の手を握りかえしながら〝母〟の顔になっていました。義母はその日の夕方、病院で診てもらうからと家族に入院をせがみ、翌朝病院で誰にも看取られることなく亡くなったのです。

(『いのちのレッスン』二〇〇九年)

ここでは義母の「逝く力」といのちの「自己受けとめ」がひとつになったこと。その場面に私が立ちあったことです。いまでは、思い出しては微笑みがでます。見事な「明け渡し」だったとおもいます。

ここで、もうひとつ紹介してみます。『延命――ある少女の選択』（ＮＨＫ・クローズアップ現代、二〇一〇年一二月八日）からの会話のシーンです。

生まれたときから重い心臓病を抱え、八歳でドイツに渡り心臓移植を受け、さらに一五歳で人工呼吸器を挿入して、声を失いながら一七歳のとき「延命はしない」という自らの意思を家族に伝え、一八歳でいのちを明け渡していった少女・田嶋華子さんと家族（と在宅医師）の映像ドキュメントです。家族のあいだでのコミュニケーションは伝言ボードや携帯電話メール等。暮らしの日々が映し出されていました。

「死ぬのはこわくないの？」という記者の問いに、華子さんは即座に「天国はお疲れさまという場所でもあるから、おわりだけど、終わりではない……。こころがあるからこわくないんです」とボードに書き込み、明るい表情で「いのちは長さじゃないよ。どう生きていくかだよ」とも記しているのです。

往きの医療の可能なかぎりの治療を受け、ながいあいだ医療機器と医療施設のなかで暮らしてきた華子さんが、自宅での暮らしを望み、ここにきて延命はしないと決心したとき、両親は驚きながらも彼女の考えを尊重しようと考えていました。

腎不全を発症した一年後、華子さんは人工透析をきっぱり断りました。戸惑いうろたえる父親を目の前にして携帯メールで、その意思をこんなかたちで伝えます。

――パパ、私の体が変わっていくのがつらくなったんだね。でもね、私は納得しているんだよ。パパとママにはつらいかもしれないけど、私の気持ちは変わらないよ。病院でも、手術でも入院でも充分がんばったよ。呼吸器になったときもつらかったけど私はがんばったのよ。私は自分で治療をしない選択をして、お家で自分らしく過ごしたいから在宅ターミナルを決めたんだよ。自分の限られた大切ないのちだから体が変わっても、寝たままになってもちゃんとできるよ。だから、パパもママも最期まで私の尊敬できるパパとママで、深呼吸しながらがんばって、私のそばにいて下さい。

そして海が見たいと言っていた華子さんは家族としてのさいごの一泊の旅に出かけます。彼女の手紙がのこっています。

……大好きな海のそばにいけたことがとてもうれしかったです。両親とたくさんの楽しい思い出をつくることができました。やさしい人たちのいい匂いを私はわすれません。

小児医療では、子どもは死んではならない存在として徹底的に延命治療が行われていると言われています。父親も娘華子さんの思いを当初は素直に受けとめられず、主治医の在宅医とも何度か相談しました。在宅医の華子さんの意思を理解した不即不離の関わり方は、華子さんの隣りにいるパートナーとして絶妙なものでした。

一八歳にして自らの人生を生ききった華子さんの「いのちは長さじゃないよ。どう生きていくかだよ」という言葉は、いのちの「自己受けとめ」と「明け渡し」がひとつになったときに発せられたものにちがいありません。わたしが思い出したのは、V・S・フランクルの「生きる意味全体のなかに死んでいく意味もある。死を自分のものにできる」（『それでも人生にイエスという』一九九三年）という言葉でした。

母親は「さいごを自分の意見で決めたことを、ほめてあげたい」と語っていましたが、私が何よりも共感できたのは、いのちを「明け渡す」に際して、そのいのちを受けとめてあげようという看取る意思をもった人たちと華子さんがいたということです。いのちの受けとめ手がいると生きていけるし、何よりも死んでいくことができるということ。このホスピスケアのかたちは、「自分自身をケアするように助けること」「人生に責任を持つように助けること」と語ったミルトン・メイヤロフの『ケアの本質』（一九八七年）の深さに通じていたといえます。逝く力と看取る力がひとつになっていく、それこそがホスピスというケアの力なのだと思います。

あとがきにかえて
——ホスピス社会への道

今年の四月、診療報酬の改正にともない、看取りにいたる医療の充実、ことに在宅医療の推進が強調されたが、採り上げたテレビ特集のタイトルは「医療費抑制の波紋——もう病院で死ねない」（NHK・クローズアップ現代、二〇一二年五月二九日）だった。救急車で運ばれた人や入院中だった患者が車いすや背中に負われながら病院から退去させられていく姿はいずれも高齢者だった。その光景は数年前、病院をたらい回しされた末に死んでしまった人や保険がなく支払い能力がないからと病院から路上に放置された女性の姿など、息をのんで観たアメリカ映画『シッコ』（マイケル・ムーア監督、二〇〇七年）と重なった。

わが国の施設医療（病院）は、早期発見早期治療という観点から無条件に患者を収容するようになったが、その一方で施設医療（病院）はいのちの受けとめ手としては完全に太い線を引いて撤退したことがわかった。あらためて、病院は死んでゆく人の力にはならない。

〈在宅ホスピス〉という力は何を基盤にしているのだろうか。

本書で二人の在宅医に教えられたのは、人はみな逝く力を備えており、人はだれもが看取る力をもっていること。逝く力に押され、看取る力に引き出されてホスピスケアは成り立つというものだった。

山崎章郎さんの語りから一部引用しながら、そのシーンを描いてみよう。

〈七〇代の女性に「いまのご自分の状態をどんなふうに考えていますか」と聞いたんですね。その女性は、その私の問いかけに、言葉が詰まってしまったんです。しばらく沈黙があってそのうちに閉じたまぶたから涙が滲みでてきました。そしてか細い声で「余命いくばくもないと思っています」と応えて下さった。私が「余命いくばくもないと考えているんですね。そう感じているんですね」というと、患者さんは閉眼したままうなずきました。そこで「では、もし余命いくばくもないんだったら、これからどうしたいですか」と聞いた。その方は目を開けて「毎日孫に会いたい」と言ったんですよ。「え、どのようなお孫さんですか」って聞いたら急にニコッとして孫の自慢話をはじめて、「そういうお孫さんだったら毎日会いたいですね」って。それで、われわれの話を固唾を呑むように聴いていたご家族に「毎日お孫さんに会わせてあげて下さい」と言ったら、ご家族はほっとした表情で大きくうなずいたんです。〉

ここで山崎さんは、逝く力を亡くなっていく人が死を実感していったときに見ている。その実感を自ら肯定していくことのうちにあると言っている。逝く力を否定してはいけないと。そこから家族の看取り力が引き出されていったのである。

二ノ坂保喜さんからは看取りの力が立ち上がる場面を聴いてみよう。

〈肝臓がん・肝硬変の女性の方でしたが、吐血したんですね。余命があと一―二週間というような方。そうすると家族がわっと集まって（動揺して）、もうこれ以上は無理だ、お母さんが倒れてしまう。だから、入院させましょう、入院させると安心だ（だから救急車を呼ぼう）っていう。入院させると安心だっていうのは誰が安心なんですか。自分たちが安心なんです。もう少しつっこんで「じゃあ本人にとってはどうですか」と問います。「病院に行っても、病気そのものは治らないので症状は変わらない。でも病院に行ったらどうなるかっていうと患者さんにとっては家族から離されるという孤独を背負わされる」ことになります〉

二ノ坂さんはそこで、家族にこんな訴えをしてみる。「入院するのは、治って帰るために入院するんですよね。いま入院すると、家族から見離されて孤独のなかで死んでいくために入院することになります」「吐血などには私たちがちゃんとします。最期まで必ず対処します、いまはお母さんの一大事なのだから、少し無理をしてでも、みなさん、そばにいてあげてくれませんか」と。ここで看取りの力が一つになり、逝く力の支えになっていったのである。

二人の在宅医はそれぞれに逝く力を受けとめながら看取る力が引きよせられる場をつくっていったように見える。ここで二人は医師でありながら白衣を脱いで、いのち（還りのいのち）の受けとめ手として三人目の位置と役割を引き受けている。その姿は医療施設（病院）ではみることのできない「市井医」の力なのだと思う。逝く力と看取る力が出会う場所にいれば、ケアのかたちは後から自然についてくるということかもしれない。

病院は、いのちを受けとめていく際の大切な逝く力や看取る力はあらかじめ消去されている施設なのだ。『病院で死ぬのはもったいない』とした本書の真意はここにある。と同時に付け加えておきたい。いま、山崎さんや二ノ坂さんのような在宅ホスピスを担っている医師は少なくない。在宅療養支援診療所は、いのちの受けとめ手として欠かせない存在になって町で見かけるはずである。

ホスピスという力。それは、いのちを受けとめる力のことだといっておきたい。

本書のなりたちについてメモふうに書きとめておきたい。

発端は山崎章郎さんとの対話『新ホスピス宣言』（雲母書房、二〇〇六年）で小平ケアタウン構想をたっぷり聞いた最終章で、「五年後にはその成果を報告します」「ぜひ聴きます」という約束を果たすために、昨年夏お逢いしたことから始まる。山崎さんは「ここが僕たちのホスピス」から始まって、「緩和ケア病棟はホスピスではない」「ホスピスは施設である必要はない」と続き、「ホスピスケアからコミュニティケアへ」と我が道をゆく転位が烈しいホスピス運動家である。なかでも「ケアタウン構想」は長寿社会にあっての地域医療の動きと深くかかわっていた。そこで、在宅医として二十年、福岡で実績を挙げられてきた二ノ坂保喜さんを交えたバトルになれば、新たなホスピスの地平が見えるのではないかと考えたのである。

昨年の一〇月九日、「日本死の臨床研究会」第三五回年次大会（幕張メッセ国際会議場）で鉢合わせした格好で「やりましょう」と決めたのは日取りだけ。一二月二九日午後三時から。年内仕事納めの日、場所は東京と福岡の中間点・大阪あたり。そして会場となったのは湯川胃腸病院。四時間語り合った成果が「Ⅲ　病院で死ぬのはもったいない」と「Ⅳ　いのちを受けとめる町へ」となった。

そのうえに三人の講演（「大和・生と死を考える会」一九周年記念講演会　二〇一二年五月五日）を組み合わせるかたちで本書は成り立っている。

今回の本は実に多くの方の善意と好意とそして期待に支えられてできたことがうれしい。一二月二九日の四時間の鼎談はうち解けた流れのなかにも「ホスピス・大阪冬の陣」といった緊張感があった。企画の趣旨を理解して快く会場を提供していただいた湯川胃腸病院長の石田武さん、その会場の労をとってもらった細野容子さん。講演から出版へと気にかけていただいた「大和・生と死を考える会」の古谷小枝子さん、大木八重子さん。その他、福岡や東京からやってきて三人の論議を真剣に聴講してくれたオブザーバーの存在も大きかった。名前はあげないがみなさん、ありがとう。論議を文章に起こしてくれた大伴好海さんもありがとう。

そして本書を、一二年前の『ホスピス宣言』（二〇〇〇年）と同じ春秋社から刊行することができたことがなによりもうれしい。気持ちとしては「今度こそ（まだまだ）・ホスピス宣言」というおもいだからである。

この間、神田明社長をはじめ澤畑吉和さん、鈴木龍太郎さん、編集部長高梨公明さん他、春秋社の方にお世話になった。ことに、編集過程に入ってからは賀内麻由子さんにお世話になった。時間的な制約のなかでの適切な指示とアドバイスが力になった。おかげで、思いが一つになった、いい本にしていただいた。こころからありがとうと申し上げたい。

ホスピスという種が、風媒花、鳥媒花となって、遠くまで届きますように。

二〇一二年七月二六日

米沢　慧

著者・編者紹介

著者

山崎章郎（やまざき・ふみお）

1947年、福島県生まれ。千葉大学医学部卒業後、同大学病院勤務。1984年より八日市場市民総合病院（現・匝瑳市）にて消化器医長を務め、院内外の人々とターミナルケア研究会を開催。1990年、『病院で死ぬということ』刊行。91年より聖ヨハネ会総合病院桜町病院（東京・小金井市）に移り、05年までホスピス科部長を務める。05年10月にケアタウン小平クリニック（東京・小平市）を開設。現在、ケアタウン小平クリニック院長。著書に『病院で死ぬということ』（正・続、ともに主婦の友社／のちに文春文庫へ収録）、『ホスピス宣言』（米沢慧との共著、春秋社）、『河辺家のホスピス絵日記』（河辺貴子との共著、東京書籍）『新ホスピス宣言』（米沢との共著、雲母書房）『家で死ぬということ』（海竜社）などがある。

二ノ坂保喜（にのさか・やすよし）

1950年、長崎県生まれ。長崎大学医学部卒業後、長崎大学病院第一外科研修。その後、救急医療、地域医療の現場で経験を重ね、福岡市・福西会川波病院（現・福西会病院）等を経て、1996年よりにのさかクリニック（福岡・福岡市早良区）を開業。在宅医としてホスピスに取り組む。05年に、様々な職種とのネットワークによる「ふくおか在宅ホスピスをすすめる会」設立。11年に地域生活ケアセンター「小さなたね」を地域の人々とともに開設。バングラデシュと手をつなぐ会、NGO福岡ネットワークなど国際保健医療の分野での持続的な活動を行っている。著書に、『在宅ホスピスのススメ』（矢津剛との共著、木星舎）、『在宅ホスピス物語』（青海社）などがある。

＊

編者

米沢慧（よねざわ・けい）

1942年、島根県生まれ。早稲田大学教育学部卒業。批評家。少子高齢社会の家族像を模索する「ファミリー・トライアングルの会」世話人。岡村昭彦AKIHIKOゼミを主宰。

著書に『「幸せに死ぬ」ということ』（洋泉社）『ファミリートライアングル』（神山睦美との共著）『ホスピス宣言』（山崎章郎との共著、春秋社）、『「還りのいのち」を支える』（主婦の友社）『ホスピスという力』（日本医療企画）、『新ホスピス宣言』（山崎章郎との共著、雲母書房）、『往復書簡　いのちのレッスン』（内藤いずみとの共著、雲母書房）、『自然死への道』（朝日新書）などがある。

本書は、左記にわたって行われた講演と対話をもとに構成したものである。

Ⅰ　地域で死ぬということ

Ⅱ　普通の暮らしを支える

Ⅴ　還りのいのちを受けとめる

――二〇一二年五月五日（大和生と死を考える会・一九周年記念講演会）

Ⅲ　病院で死ぬのはもったいない

Ⅳ　いのちを受けとめる町へ

――二〇一一年一二月二九日（大阪・湯川胃腸病院）

病院で死ぬのはもったいない

〈いのち〉を受けとめる新しい町へ

2012 年 8 月 31 日　第 1 刷発行
2017 年 3 月 31 日　第 4 刷発行

著者――――山崎章郎・二ノ坂保喜
編者――――米沢　慧
発行者――――澤畑吉和
発行所――――株式会社 春秋社
〒 101-0021 東京都千代田区外神田 2-18-6
電話 03-3255-9611
振替 00180-6-24861
http://www.shunjusha.co.jp/
印刷・製本――――萩原印刷 株式会社
装丁――――芦澤泰偉
装画――――河村　誠

ISBN978-4-393-36521-2
定価はカバー等に表示してあります